基层医院急诊科护理指导手册

主　编：周　芬　　何　佳　　杨菊秋　　吴忠艳

副主编：李　斌　　王文楼　　李红梅　　周欣娟　　焦鹤仙

　　　　刘亚萍　　和绍芳　　赵　芳　　张达梅　　黄　梅

　　　　赵春仙　　杨　宁　　段　玲

主　审：陈耀武

丽江市人民医院急救医学部

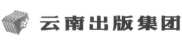

云南出版集团

YNK 云南科技出版社

·昆　明·

图书在版编目（CIP）数据

基层医院急诊科护理指导手册/周芬等主编. -- 昆
明：云南科技出版社，2021.12
ISBN 978-7-5587-3912-5

Ⅰ.①基… Ⅱ.①周… Ⅲ.①急诊-护理-手册

Ⅳ.①R472.2-62

中国版本图书馆 CIP 数据核字（2022）第 010179 号

基层医院急诊科护理指导手册

JICENG YIYUAN JIZHENKE HULI ZHIDAO SHOUCE

周　芬　何　佳　杨菊秋　吴忠艳　主编

出 版 人：温　翔
责任编辑：唐　慧　王首斌
封面设计：丽江印刷有限责任公司
责任校对：张舒园
责任印制：蒋丽芬

书　　号：ISBN　978-7-5587-3912-5
印　　刷：丽江印刷有限责任公司
开　　本：880mm×1230mm　　　1/16
印　　张：12
字　　数：302 千字
版　　次：2021 年 12 月第 1 版
印　　次：2021 年 12 月第 1 次印刷
定　　价：180.00 元

出版发行：云南出版集团　云南科技出版社
地　　址：昆明市环城西路 609 号
电　　话：0871-64192760

编委会成员名单

前　言

　　急诊护理学是一门结合各系统急症抢救、监测、护理与管理的综合性应用学科。急诊护理人员是急诊团队的重要力量,在急诊医学迅速发展当下,"胸痛中心""卒中中心""创伤中心""危重儿童及危重新生儿救治中心""急危重症孕产妇救治中心"五大中心的规范建设。我们不仅需要掌握并熟练运用多学科的基础医学与护理理论,更需要便利地获取前沿的知识与信息,提高急诊护士专业水平,培养急诊临床护理思维,提升应急能力、协调能力、沟通能力和科研教学能力。从而能在最紧急的时刻第一时间识别、判断、救治与护理。

　　随着医联体建设的快速发展,在综合性医疗护理服务的基础上,上一级承担附近区域危急重症和疑难病诊治任务,开展双向转诊,承担灾害事故的紧急救援,接受成批伤员进行院内急救,年出院病人中均有一定比例的病人数来自基层医疗单位。迫使我们有责任和义务加快对县医院、乡镇卫生院等基层医疗机构的急诊、重症护理人员与护理管理者急危重症护理能力的培训、业务技术指导,不断培养专业护理水平的急危重症护理人员。在基层医院护理人员中树立急危重症院前急救、院内急诊和监护一体化救护的护理理念,在实际工作中将院前和院内急救和监护紧密结合,共同组建院内与上级医院快速反应团队。并默契配合,提高抢救能力,密切院前救护、院内急诊和监护之间的联系,进一步提升了急危重症患者的护理能力。使急危重症患者最近距离得到高效、便捷、规范的救治,对降低其死亡率和伤残率,减轻社会负担,为急危重症患者提供高质量、专业的救护、护理服务。鉴于此,我们编纂了《基层医院急诊科护理指导手册》一书。

　　本书是丽江市人民医院急救医学部急诊科(急诊内科、急诊外科、120急救中心)护理人员通过近两年的工作实践和方法的汇总,是急诊科从事护理工作多年的专科建设和工作经验的体会和总结。

　　该书内容主要涉及急诊护理组织与管理,包括护理人员职责、急诊护理科室管理、急诊专科护理工作、突发公共卫生事件的急救与应对;急诊常用抢救药物,对急救车内的常见药物分别就其药理作用、适应证、禁忌证、用量、护理常规的进行一一梳理;急诊常用抢救技术,分别介绍了心肺复苏、电除颤、气管插管、洗胃、吸痰、创伤的急救技能等;三大中心(胸痛中心、卒中中心、创伤中心)建设的急救流程与护理常规;急诊科绿色通道疾病急救流程与护理常规。本书提供了一整套急诊科护理工作的制度、流程、护理规范、护理基础知识等,对急诊科护理流程及常规做了重点描述。其内容严谨、科学、实用,可操作性较强,内容贴近基层,实用性及指导性强,值得基层医院急诊科及基层卫生院的护理同仁学习借鉴。

　　本书得到丽江市人民医院急救医学部主任、业务副院长陈耀武主任医师,丽江市人民医院急救医学部急诊科业务主任周芬主任医师的指导和亲自审阅,再次表达谢意!

目　　录

第一部分　护理组织与管理

第二部分　急诊常用抢救药物

第三部分　急诊科常用抢救技术

第四部分　中心建设相关知识

第五部分　急诊科常见危重症患者急救流程与护理常规

第一部分 护理组织与管理

一、岗位设置

杨菊秋　李红梅　焦鹤仙

为认真贯彻落实国家卫生计生委《关于印发〈全国护理事业发展规划(2016—2020 年)〉的通知》精神,建立"以需求为导向,以岗位胜任力为核心"的护士分层培训与管理。并根据等级医院建设要求,推进护理人员综合素质的全面提升,满足医疗护理需求,使护理工作与医疗技术快速发展相协调,建立结构科学合理的人才梯队。保证每个护士公平竞争的机会,以岗定薪,同工同酬,同样岗位的护士薪酬相差不大,保证责、权、利一致的同时也激发了护士的热情,真正体现不同护士岗位护士的价值,激发护士的工作热情和积极性。

1 科学设置护理岗位

(1)根据护士工龄、专业技术职称、学历水平、工作能力、技术水平、科研教学能力等要素,将护士划分为五层(N0-N4),其中以岗位胜任力作为分层的首要指标。

(2)通过综合能力考评确定人选。此外,将职业道德、劳动纪律、护理安全、护理理论及操作考核、科研教学管理等纳入考评内容。

(3)可从低一层人员选拔优秀者承担高一层工作,对于能力水平、责任心达不到本层次的人员,考评不合格可降低层级聘用。同时对工作表现突出,成绩优秀者考评后给予破格晋级。

(4)根据分层级标准,实施护士分层培训。

(5)新入职护士,与医院签订合同后默认为 N0 级,护士晋级、破格晋级、降级均由本人填写申请表,护士长审核通过后提交护理部审批。护士长负责督促护士完成晋级、破格晋级、降级等相关工作。

2 各层级岗位职责

2.1 N4 级护士岗位职责

(1)在护理部主任、科主任、护士长领导下负责本科护理临床质量检查、护理教学和护理科研等工作。同时协助护士长做好病区管理工作。

(2)负责病区护理工作质量,参加并指导危重、大手术及抢救患者的护理。

(3)负责检查、指导本科危重患者的护理及护理程序的应用;组织并参加对危重患者的抢救和疑难病例的护理会诊,提出解决护理问题的建议或意见;参加并指导危重、大手术及抢救患者的护理。

(4)了解国内外护理学科的发展动态,努力引进先进护理技术,提高护理专业水平。

(5)主持全院或本科护理大查房。

(6)负责指导下级护理人员进行"三基"训练;积极开展准入的新业务、新技术;编写教材,负责授课,承担全院学术讲座;组织本科室护理技术考试培训,安排进修生、实习生的带教培训。

(7)负责协调制订护理差错、缺陷事故的防范措施,并对已发生的差错、事故提出鉴定意见和持续改进措施。

(8)参加护理部组织的对下级护士的服务态度、业务技术、护理质量、教学能力等的考核工作。

(9)制订或实施护理科研,新技术、新项目计划;研究护理管理理论,总结经验,写出具有较高水平的科研论文、文献综述或专著;参加评审护理论文和科研成果;参加护理亚专科学组建设,并完成任务。

(10)协助护士长做好实习生、进修生的教学管理工作。

2.2 N3 级护士岗位职责

(1)在本科主任、护士长领导和 N4 级护士指导下进行工作;协助护士长组织护士进行护理业务培训,护理技能操作考核。

(2)参加临床护理,完成护士长安排的各班次、各项护理工作。解决本科护理业务上的疑难问题,承担难度较大的护理技术操作;指导护士对危重、疑难患者实施护理程序。

(3)积极参加科室急、危重症患者的抢救工作,积极参加科室及医院应急出诊工作。

(4)协助护士长组织和指导本科护理查房、会诊。

(5)协助护士长对本科发生的护理差错、事故进行分析提出防范措施。

(6)配合护士长组织护士进行护理业务培训,负责讲课。

(7)协助护士长制订护理科研计划与实施,撰写护理论文,开展护理科研。

(8)协助护士长做好行政管理。

(9)协助护士长做好实习生、进修生的带教工作。

2.3 N2 级护士岗位职责

(1)在本科主任、护士长领导和上级职称护理人员指导下进行护理工作。

(2)认真做好临床护理实践,指导护士进行护理业务技术操作,正确执行医嘱及各项护理操作规程。

(3)完成病房危重、疑难患者的护理程序的实施,难度较大的护理技术操作。积极完成新业务、新技术的临床实践。

(4)参加护理查房和病例讨论,协助护士长组织护士的业务培训,担任讲课,考核操作。

(5)协助护士长参与病房管理工作,协助对护理差错、事故进行分析,提出防范措施。

(6)协助护士长做好教学管理工作。

2.4 N1 级护士岗位职责

(1)在本科主任、护士长领导和上级职称护理人员指导下进行护理工作。

(2)认真执行各项制度、技术操作规程,正确执行医嘱,准确及时完成各项护理工作,预防差错、事故。

(3)按护理程序做好基础护理和心理护理,按时巡视病房,密切观察病情变化,发现异常及时报告,认真做好危重患者的抢救及护理。

(4)协助医师进行各项诊疗工作,正确采集各种检验标本。

(5)参与护理科研,积极撰写论文或译文,做好健康教育,经常征求患者意见,改进护理工作。

(6)在护士长的领导下,做好病房管理工作。

2.5 N0 级护士岗位职责

（1）在护士长领导和上级职称护理人员的指导下进行工作。

（2）认真执行各项护理制度、技术操作规程，正确执行医嘱，准确及时完成各项护理工作，预防差错、事故。

（3）按照护理程序做好基础护理、心理护理，按时巡视病房，密切观察病情变化，发现异常及时报告。

（4）参加科室护理查房及业务学习。

（5）经常巡视病房，主动了解病人情况，满足患者合理需求，发现异常及时报告。

（3）参与病区管理，为患者提供良好的休养环境。

（7）协助医师进行各种手术诊疗工作，正确采集各种检验标本。

（8）做好健康教育，经常征求患者意见，改进护理工作。

3 岗位任职条件

表 1　各级岗位任职条件

层级名称	资格标准（学历 + 工龄 + 职称）
N0 级	①中专学历+工龄<3 年
	②大专/本科学历+工龄<2 年+护士/护师
N1 级	①中专+3 年≤工龄<8 年+护士/护师
	②大专+2 年≤工龄<7 年+护士/护师
	③本科+2 年≤工龄<5 年+护士/护师
	④研究生+1 年≤工龄<3 年+护士/护师
N2 级	①中专 +8 年≤工龄<15 年+护师/主管护师
	②大专+7 年≤工龄<12 年+护师/主管护师
	③本科+5 年≤工龄<10 年+护师/主管护师
	④研究生+3 年≤工龄<8 年+护师/主管护师
N3 级	①中专+工龄≥15 年+主管护师及以上
	②大专+工龄≥12 年+主管护师及以上
	③本科+工龄≥10 年+主管护师及以上
	④研究生+工龄≥8 年+主管护师及以上
N4 级	①专科 +工龄≥20 年+副主任护师及以上
	②本科+工龄≥15 年+副主任护师及以上
	③研究生+工龄≥12 年+副主任护师及以上

（1）各级护士必须取得护士执业证书。

（2）级别护士执行每年考核聘任制。

（3）聘任条件时限范围为上一年度（1月1日至12月31日）。

（4）每年1月10日前，由科室对需要晋级、破格晋级、降级的护士进行、级别初审，1月15日之前上报护理部进行审批，审批后执行聘任级别（需立即执行晋、降级者除外）。

（5）因个人原因提出要求不能胜任科室各种班次者，降级聘用（发放80%月绩效）。

（6）按级别未能胜任科室各种班次者，降级聘用（发放80%月绩效）。

（7）未在规定期限内完成申报的，逾期不予受理（发放80%月绩效）。

4 能级管理使用与培训

4.1 培训制度

（1）每年上、下半年护理部对全院护士进行两次理论考试，参加考试人员100%，及格率100%，合格率≥90%。

（2）护理部每年对全院护士进行规范化护理技术操作培训，培训率100%。每个护士必须接受操作培训项目考核，参加考试人员100%，护理技术操作考核合格率≥95%。

（3）每个月护理质量检查组对科室护士的1/5进行护理技术操作抽考。

（4）护理部除定期下科室考核外，经常进行不定期抽查考核，有记录。

4.2 护理理论、护理操作考试考核制度

（1）护理理论考试

①次数及时间：每年2次，3月、9月各1次；（a.专科及以下毕业人员、初职及以下调入人员，3年内每年加考2次理论考试；b.护理本科及以上毕业人员、中职及以上外调入人员原则上新入院1年内加考2次理论考试，每次成绩必须≥95分，若出现一次考试成绩<95分者，仍执行加考3年制）。

②形式及合格分：40岁以下闭卷考，合格分为≥80分；40岁及以上闭卷考，合格分为≥70分；45岁及以上开卷考，合格分为≥80分（120分折算）；退休当年不参加理论考试。

（2）护理操作考核

①考核形式：实际操作为主，模拟操作为辅。每个月护理质量检查组对科室护士的1/5进行护理技术操作抽考，作为科室月质量考核成绩。

②每月护士长对科室人员进行操作考核（具体详见护理部规定科室每月培训内容）作为个人成绩，并有记录。

③护理部每年制订具体操作考核科目及形式。

④每年全院护理人员进行CPR操作考核一次。

⑤护理操作考核合格分≥80分。

（3）所有在岗人员必须参加护理理论考试及操作考核，除公差、长病假及特殊情况外，否则以罢考、零分处理。

（4）护理理论考试未合格者必须参加补考（公差者，前3次护理理论考试成绩连续≥95分，可以免考，以合格分登记）。

（5）个人理论考试、操作考核成绩入个人技术档案。

（6）科室理论考试、操作考核平均分为科室成绩：

①理论考试平均分≥80分为合格分、操作考核成绩平均分≥80分为合格分。

②护理部理论考试本科室护士不合格,扣护理 1 个工作质量系数金额的 50%。不及格扣护理 1 个工作质量系数金额的 80%。无故不参加考核者,扣护理 1 个工作质量系数金额的 100%。

③科室理论考试人均分≥95 分(以护理部成绩为标准),加科室发生月护理质量考核分 10 分。

④护理部理论考试科室平均分<80 分,扣科室发生月护理质量考核分 10 分。

⑤护理部组织的护理技术操作培训考试及考核,护士不合格扣科室护理 1 个工作质量系数金额的 50%。不及格扣科室护理 1 个工作质量系数金额的 80%。无故不参加考核者扣科室护理 1 个工作质量系数金额的 100%。参考率 100%(公派者除外)。

⑥护理部组织的护理技术操作培训考试及考核科室平均分<80 分者,扣科室护理质量考核分 10 分。

(7)护理理论考试(上、下半年平均分)前三名者按院规定进行表彰。

4.3 科室每月培训内容及达标条件

表 2 科室每月培训内容及达标条件

项目 级别	教学查房 每月 1 次	护理查房 每月 1 次	应急演练 每季度 1 次	业务学习 每月 1 次	理论考试每月 1 次		核心制度	操作技术
					基础	专科		
N0	1 次	1 次	1 次	1 次	70%	30%	1 项	3 项
N1	1 次	1 次	1 次	1 次	70%	30%	1 项	2 项
N2	1 次	1 次	1 次	1 次	40%	60%(包括带教)	1 项	1 项
N3	1 次	1 次	1 次	1 次	30%	70%(包括带教)	每季度 1 项	1 项
N4	1 次	1 次	1 次	1 次	自学	自学	每季度1 项	1 项

培训内容	达标要求
1.基础护理、专科护理理论知识、《临床护理实践指南》	掌握并正确落实
2.优质护理相关内容,包括:患者病情评估的方法与技巧,制订并实施个性化的护理计划	掌握内涵,为患者提供规范的优质护理服务
3.危重患者护理常规及抢救技能、生命支持设备操作、患者病情评估与处理、紧急处置、应急技能	掌握并正确落实
4.临床路径与单病种质量管理	知晓本岗位相关临床路径工作流程。掌握专科疾病的护理计划并落实到位
5.手卫生	护理人员手卫生执行率达 100%

续表 2

培训内容	达标要求	培训内容	达标要求
1.无菌技术操作※		28.床上温水擦浴※	
2.穿脱隔离衣※		29.新生儿沐浴/臀部护理	
3.皮内注射★※		30.物理降温（酒精擦浴）	
4.皮下注射★※		31.卧床患者更换床单元※	
5.肌肉注射★※		32.轴线翻身	
6.静脉注射★※		33.患者约束使用技术	
7.静脉留置针输液※		34.压疮的预防	
8.经外周插管的中心静脉导管（PICC）		35.口服给药※	
9.PICC 置管后的维护		36.鼻饲技术操作★※	
10.密闭式静脉输血※		37.胃肠减压技术	
11.真空负压静脉采血※		38.自动洗胃机洗胃※	
12.动脉血标本采集		39.大量不保留灌肠※	
13.入院患者身体评估	熟练掌握常见护理技术操作及并发症预防措施、处理流程	40.女患者导尿※	熟练掌握常见护理技术操作及并发症预防措施、处理流程
14.生命体征监测※		41.会阴冲洗	
15.心电监测技术★※		42.产时会阴冲洗	
16.听诊胎心音		43.膀胱冲洗	
17.血糖监测※		44.外科换药	
18.徒手心肺复苏※		45.气管切开伤口护理	
19.新生儿复苏		46."T"管引流护理	
20.心脏电除颤★		47.胸腔闭式引流护理	
21.氧气吸入※		48.造口护理	
22.婴幼儿氧气吸入		49.静脉输液泵/输注泵使用※	
23.超声雾化吸入		50.简易人工呼吸器使用	
24.口鼻吸痰技术※		51.输液泵★	
25.经气管插管/气管切开吸痰		52.注射泵★	
26.口腔护理★※		53.心电图机★	
27.床上洗头		54.吸引器★	

★为等级医院条款要求重点掌握内容　※为岗前培训完成项目

二、急诊专科护理工作

黄　梅　李红梅　周欣娟

第一节　急诊科分诊与分级

随着急诊急救技术水平的不断提高,急危重症患者的急救成功率也逐步提高,能否对急诊患者病情严重程度正确评估和预检分诊,是患者得到及时救治和抢救成功的关键。预检分诊是急诊患者救治过程中的第一个重要环节,其质量直接影响急诊患者的救治效果、护理质量、急诊患者的救治速度和患者家属满意度,对整个急诊科的发展非常重要。

1 急诊分诊概念

急诊分诊——是指急诊患者到达急诊科后,由分诊护士快速、准确地评估其病情严重程度,鉴别分诊级别,根据不同等级安排就诊先后次序及就诊区域,科学合理地分配急诊医疗资源的过程。

2 分诊目的

(1)快速辨认患者是否有紧急或危及生命的情况。

(2)评估患者目前疾病的严重程度。

(3)指引患者到适当的医疗区,安排就诊顺序。

(4)让正确的患者在正确的时间、正确的地点接受适当的治疗。

(5)紧急处理急危重症患者。

(6)建立公共关系。

(7)统计资料的收集和分析。

3 分诊护士的职责

(1)预检分诊护士要由急诊科3年以上工作经验的护士承担,熟悉急诊范围,做到一问、二看、三检查、四分诊、五请示、六登记。分诊护士对就诊患者的病情进行早期、有效、快速、简明的分区,有重点的依据病情危重情况作为诊治先后缓急的依据,使抢救工作及时有效。

(2)认真接待和处置患者,预检分诊及测量患者基本生命体征,按病情轻重缓急决定送入诊断室或抢救室,进行详细分诊。

(3)危重患者到科要先通知医生抢救,后补办手续,绿色通道患者要及时报告并呼叫有关人员。如遇无陪护、无身份、无收入的人员或特殊情况患者,必要时通知医院总值班室。

(4)对不符合急诊条件的患者要做分诊,并妥善安置,等候就诊,并做好解释工作。

(5)对突发事件,应按医院应急事件逐级上报处理,做好信息登记。

4 急诊分诊流程(患者就诊流程)

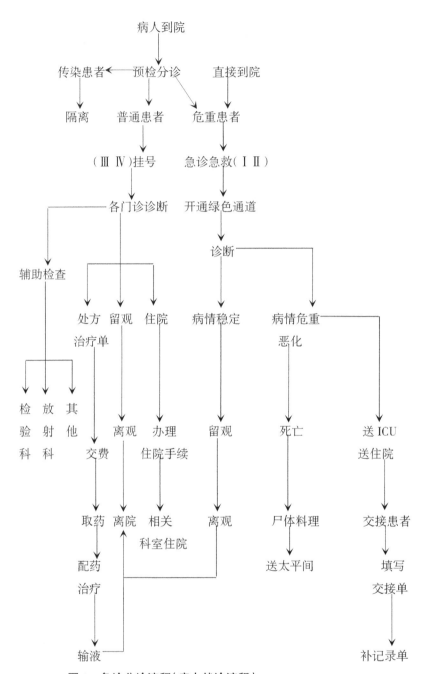

图 1　急诊分诊流程(病人就诊流程)

5 急诊患者综合指标

综合指标即改良早期预警评分(Modified Early Waringscore,MEWS)

表 1 早期预警评分表(MEWS 评分表)

评分	3	2	1	0	1	2	3
体温(℃)		≤35.0	35.1~36	36.1~38	38.1~38.5	≥38.6	
呼吸(次/分)		≤8		9~14	15~20	21~29	≥30
脉搏(次/分)		≤40	41~50	51~100	101~110	111~129	≥130
收缩压(mmHg)	≤70	71~80	81~100	101~199		≥200	
清醒程度				完全清醒	对声音有反应	对疼痛有反应	无反应
排尿(mL/小时)	无	<30					
4 分或 5 分		值班医生需评估病人状况,按需处理				30 分钟内	
≥6 分		由科室内较有经验的医生再初步评估,必要时咨询其他临床科室				15 分钟内	
SPO$_2$(氧饱)	≤84%	85~89%	90~95%	96~100%			
血糖(mmol/L)	≤2.8	2.9~3.3	3.4~3.8	3.9~6.1			

表 2 MEWS 预警评分与护理干预

分值	病人情况	护理处理措施
<4 分	病情稳定	按级别护理巡视观察
4 分	病情可能恶化	报告主管医生,加强交接班,重点观察标识清楚。建议提升护理级别,增加巡视观察次数
5~7 分	病情重,潜在危险大	建立并保持静脉通路,高年资护士负责,上报护士长和责任组长。密切观察病情变化,加强交接班,加强与患者家属的沟通
≥8 分	病情危重	至少建立 2 条静脉通路,抢救车,吸痰器备于床旁,密切观察病情变化,加强交接班

6 急诊患者分级

一级(生命体征不平稳的危重病人):包括无呼吸、无心跳、无意识、中毒、急性呼吸衰竭、急性心力衰竭、脑出血、心律失常、心肌梗死、高原性肺水肿、高血压危象、休克、严重创伤出血、胸腹严重创伤、多发伤患者、颅脑外伤出血及其他危及生命的患者。此类病人病情危重,如果得不到及时救治,很快危及生命,需迅速进入抢救室优先进行抢救以挽救病人生命。此类患者可先抢救治疗后交费。

二级(生命体征稳定的重病人):包括创伤、重症感染、急腹症、胸腹创伤、脑梗死、高原反应等情况。此类病人病情比较重,存在潜在生命危险,应尽快诊治,属于次优先级。

三级(急诊患者):包括体表软组织挫伤、肾绞痛、胆绞痛、感染性腹泻等。此类病人病情虽然比较急,但无生命危险,请按顺序就诊,可能等待一定时间。

四级(普通患者):包括复诊患者、慢性疾病患者。此类病人请在正常上班时间到专科门诊就诊,如果一定要在急诊就诊要按顺序耐心等候就诊。

第二节 急诊绿色通道

1 绿色通道概念

急救绿色通道是指医院为急危重症病人提供的快速高效的服务系统,是指对急危重症病人实行优先抢救、优先检查和优先住院的原则,医疗相关手续酌情补办。

2 急诊绿色通道制度

(1)为了使危重患者得到及时、快速、安全、准确的检查及救治而建立绿色通道制度;急诊危重患者严格遵循诊治检查优先原则。

(2)对濒危、危重、急诊患者遵循优先抢救后补办相关手续的原则。

(3)进入绿色通道的患者,对相关科室发放绿色通道卡及相关单子加盖绿色通道章;各医、技、药、财科室保障各项措施优先。

(4)急危重患者转运要由医护人员共同陪送到相关科室,途中携带必要的抢救物品及药品,严密观察病情变化以便及时采取抢救措施。

(5)严格交接班,除交接患者病情、用药外还要做好病人费用、物品的交接,按规定填写交接单。

(6)如遇三无(无陪护、无收入、无身份)、特殊身份人员、突发事件、费用困难等患者则及时报告总值班室,及时办理相关手续。

3 管理范畴

需要进入急救绿色通道的患者是指在短时间内发病,所患疾病可能在短时间内(<6h)危及患者生命。这些疾病包括但不限于:

(1)急性创伤引起的体表开裂出血、开放性骨折、内脏破裂出血、颅脑出血、高压性气胸、眼外伤、气道异物、急性中毒、电击伤及其他可能危及生命的创伤。

(2)急性心肌梗死、急性肺水肿、急性肺栓塞、大咯血、休克、严重哮喘持续状态、消化道大出血、急性脑血管意外、昏迷、重症酮症酸中毒、甲亢危象等。

(3)异位妊娠大出血、产科大出血。

4 急诊绿色通道范围

(1)院外急救按"急诊院前抢救制度"进行必要处理,尽快转运回医院,在转运过程中告知医院要求会诊的医生、仪器设备、药物的准备。

（2）院内抢救

①患者到达急诊科，分诊护士将患者送入抢救室，并在 5min 内完成患者合适体位的摆放、吸氧、监护、建立静脉通路、采取血液标本（全血细胞分析、生化、凝血、感染四项和交叉配血标本）备用，建立患者抢救病历。

②首诊医生询问病史、查体，迅速判断影响生命的主要因素，下达抢救医嘱、会诊医嘱、检查医嘱、手术医嘱。所有医嘱可暂时下达口头医嘱，由护士记录并复述，医生确认后执行。抢救后 6h 内由抢救医生完成急诊抢救病历和补记口头医嘱。

③专科医生在到达急诊科进行会诊时，急诊医生负责和专科医生就患者的情况进行口头沟通，专科医生应对患者进行快捷有效的查体，并向急诊科医生说明专科处理意见。确定转专科诊治患者，由急诊科医护负责将患者转送到手术室、ICU 或病房。

④经急诊科外科医生评估，病情危重，需要紧急实行抢救手术的患者。如肝、脾破裂、异位妊娠破裂大出血等，在快速做好术前准备的同时，急诊科医生通知专科医生直接到手术室，并电话通知手术室做好急救手术准备。急诊科医护人员将患者送到手术室，交接后由专科医生完成治疗和手术。术前必须有书面的手术通知单，写明术前诊断、手术名称及患者基本信息。

⑤多发性损伤或多脏器病变的患者，由急诊科主任或在场的最高行政主管或在场的最高医疗技术职称人员主持会诊。会诊召集相关专业科室人员参加，根据会诊意见，有可能威胁到患者生命最主要的疾病所属专业科室接收患者，并负责组织抢救。会诊记录由急诊科完成，符合进入 ICU 标准的患者应收入 ICU。

⑥所有急性危重患者的诊断、检查、治疗、转运必须在医生的监护下进行。

5 抢救要求

（1）急危重病人由急诊医生和护士长组织抢救，重大抢救应由科主任或院领导组织，科主任或正（副）主任医师不在时，由职称最高的医师主持抢救工作，但必须及时通知科主任或正（副）主任医师或本科二线值班人员。遇有成批病人、意外灾害等突发事件时，应立即通知医务科、护理部、院总值班室及相关院领导，启动医院突发事件应急预案。

（2）急诊医护人员对进入急诊绿色通道的病人应遵循方便原则。

6 记录要求

进入急救绿色通道的病人应有详细的登记，包括姓名、性别、年龄、住址、陪护人员联系电话、就诊时间、生命体征、初步诊断及转归等。在病人的处方、辅助检查申请单、住院单等单据上加盖"急救绿色通道"的标志，保证病人抢救、转运过程畅通便捷。

7 转运要求

急诊医护人员在转运病人前必须电话通知相关人员，途中必须有专人护送，并有能力在途中进行抢救。转运过程中需备有各类急救仪器设备，并保证在全过程中有效使用。交接班时应明确交代注意事项、诊疗经过及可能发生的各种情况，所有医技、病房等相关科室保证绿色通道畅通。

第三节　急诊科物品管理

急诊科的急救器材、设备和药品等一律不外借，特殊情况须经科主任签字同意方可借出并及时追回。

每日核对抢救物品及药品班班交接，做到账物相符，诊室内各种抢救药品、仪器设备应当做到

"五定一及时":定数量品种、定点放置、定专人管理、定期消毒(灭菌)、定期检查维修,使用后及时补充。抢救物品不准任意挪用或外借,必须处于应急状态。无菌物品须注明灭菌日期,保证各种急救仪器设备处于完好备用状态,药品在有效期内。对陈旧、磨损的设施使用不便,必须报废的,科主任或护士长应向设备科申请报废、更新。

诊室内随时保持清洁,如遇患者呕吐、外伤等,呼叫保洁员及时清理。

第四节 危重患者转运

1 危重患者转运禁忌证

(1)心跳呼吸停止。

(2)有紧急气管插管指针,但未插管。

(3)血流动力学极其不稳定,未插管。

2 患者转运前的准备

(1)再次评估患者病情是否符合转运条件,核对转科医嘱,填写危重症患者转运交接单并整理好患者病历。

(2)通报病情:转运前由医生向患者家属及有关人员交代病情及转运过程中可能发生的意外,在征得患者或患者家属理解同意后履行签字手续。

(3)与接收科室的沟通:转运前先电话通知接收科室,与主管护士确认转运患者姓名、年龄、性别、诊断、神志、特殊管路及特殊用药、所需准备急救物品与设备。

(4)人员准备:转运途中,应由有执业医师和具备执业资格的护士护送。

(5)患者准备:转运患者前,护士应再次核对转运患者信息,佩戴手腕带,保证各管路的通畅,妥善固定各种管路及各种导管,药品的标识明显。检查患者皮肤情况,评估患者生命体征,评估气道情况做好护理记录。

(6)物品准备:整理患者资料,评估患者病情,根据病情需要选择合适的转运方式,备齐转运途中所需急救物品、药品、器械、设备等。检查急救设备处于完好备用状态。

(7)电梯准备:使用转运患者专用电梯,确保患者在最短时间内转运。

3 患者转运中的工作

(1)转运过程中:给患者安置合适的转运体位。

(2)转运过程中应保持患者头部在前,上、下坡时保持头高位,注意观察患者胸廓起伏、神志、面色,有无躁动,气管插管与呼吸气囊的连接是否完好,各种引流管等避免脱管、堵管,密切观察患者的心率、血压、血氧饱和度情况,做好应急处理。

(3)严密观察患者意识、生命体征的变化,有效地保证呼吸道的通畅,有效的氧气吸入及保持静脉通路的通畅,保证各种管路的通畅并妥善固定,严防滑脱。

(4)在转运途中,遇患者突发病情变化时,应随机应变,将患者推至就近科室并给予初步的抢救。

4 患者转运后的安置

(1)到接收科室后,与接收科室主管护士进行床头交接班,交清患者的病情、皮肤、特殊管路、特殊治疗、特殊用药、护理记录单情况。双方确认无误后在危重症患者转运交接单上签字。

(2)交接过程中遇有疑问时,请示双方护士长。

三、突发事件的急救与应对

黄 梅 李红梅 周欣娟

第一节 概 述

突发公共事件是指突然发生,造成或者可能造成重大人员伤亡、财产损失、生态环境破坏和严重社会危害,危及公共安全的紧急事件。在我国,根据突发公共事件的发生过程、性质和机制,突发公共事件主要分为:自然灾害、事故灾难、公共卫生事件和社会安全事件等四类。上述各类突发公共事件往往是相互交织和关联的,某类突发公共事件可能和其他类别的事件同时发生,或引发次生、衍生事件,应当具体分析,统筹应对。

1 突发公共卫生事件的基本概念和特征

《突发公共卫生事件应急条例》将突发公共卫生事件定义为:突然发生,造成或可能造成社会公众健康严重损害的重大传染病疫情、群体性不明原因疾病、重大食物和职业中毒以及其他影响公众健康的事件。突发公共卫生事件具有以下特征:

(1)突发性:突发公共卫生事件都是突然发生、突如其来的。一般来讲,突发公共卫生事件的发生是不易预测的,但突发公共卫生事件的发生与转归也具有一定的规律性。

(2)公共属性:突发公共卫生事件所危及的对象不是特定的人,而是不特定的社会群体,所有事件发生时在事件影响范围内的人都有可能受到伤害。

(3)危险的严重性:突发公共卫生事件可对公众健康和生命安全、社会经济发展、生态环境等造成不同程度的危害。这种危害既可以是对社会造成的即时性严重损害,也可以是从发展趋势看对社会造成严重影响的事件。

突发公共卫生事件对公众健康的影响表现为直接危害和间接危害两类。直接危害一般为事件直接导致的即时性损害,间接危害一般为事件的继发性损害或危害。例如,事件引发公众恐惧、焦虑情绪等,对社会政治、经济产生影响。

2 突发公共卫生事件的分级

根据突发公共卫生事件性质、危害程度、涉及范围,突发公共卫生事件划分为特别重大(Ⅰ级)、重大(Ⅱ级)、较大(Ⅲ级)和一般(Ⅵ级)四级。

2.1 特别重大突发公共卫生事件(Ⅰ级)。有下列情形之一的为特别重大突发公共卫生事件

(1)肺鼠疫、肺炭疽在大、中城市发生并有扩散趋势,或肺鼠疫、肺炭疽疫情波及2个以上的省份,并有进一步扩散趋势。

(2)发生传染性非典型肺炎、人感染高致病性禽流感病例,并有扩散趋势。

(3)涉及多个省份的群体性不明原因疾病,并有扩散趋势。

(4)发生新传染病或我国尚未发现的传染病发生或传入,并有扩散趋势,或发现我国已消灭的传染病重新流行。

（5）发生烈性病菌株、毒株、致病因子等丢失事件。

（6）周边以及与我国通航的国家和地区发生特大传染病疫情，并出现输入性病例，严重危及我国公共安全的事件。

（7）国务院卫生行政部门认定的其他特别重大突发公共卫生事件。

2.2 重大突发公共卫生事件（Ⅱ级）。有下列情形之一的为重大突发公共卫生事件

（1）在1个县（市、区）行政区域内，1个平均潜伏期内（6d）发生5例以上肺鼠疫、肺炭病例，或相关联的疫情波及两个以上的县（市、区）。

（2）发生传染性非典型肺炎、人感染高致病性禽流感疑似病例。

（3）腺鼠疫发生流行，在1个地级以上市行政区域内，1个平均潜伏期内多点连续发病20例以上，或流行范围波及两个以上市（地）。

（4）霍乱在1个地（市）级以上行政区域内流行，1周内发病30例以上，或波及2个以上州（市），有扩散趋势。

（5）乙类、丙类传染病疫情波及2个以上县（市、区），1周内发病水平超过前5年同期平均发病水平两倍以上。

（6）我国尚未发现的传染病发生或传入，尚未造成扩散。

（7）发生群体性不明原因疾病，扩散到县（市、区）以外的地区。

（8）发生重大医源性感染事件。

（9）预防接种或群体预防性用药出现人员死亡。

（10）一次性发生急性职业中毒50人以上（含50例），或死亡5人以上。

（11）一次性食物中毒人数超过100例，并出现死亡病例，或出现10例以上死亡病例。

（12）境内外隐匿运输、邮寄烈性生物病原体、生物毒素造成我国境内人员感染或死亡的。

（13）省级以上人民政府卫生行政部门认定的其他重大突发公共卫生事件。

2.3 较大突发公共卫生事件（Ⅲ级）。有下列情形之一的为较大突发公共卫生事件

（1）发生肺鼠疫、肺炭疽病例，1个平均潜伏期内（6天）病例数未超过5例，流行范围在1个县（市、区）行政区域内。

（2）腺鼠疫发生流行，在1个县（市、区）行政区域内，1个平均潜伏期内连续发病10例以上，或波及2个以上县（市、区）。

（3）霍乱在1个县（市、区）行政区域内发生，1周内发病10~29例，或波及2个以上县（市、区），或地（市）级以上首次发生。

（4）1周内在1个县（市、区）行政区域内，乙、丙类传染病发病水平超过前5年同期平均发病水平1倍以上。

（5）在1个县（市、区）范围内发现群体性不明原因疾病。

（6）预防接种或群体预防性服药出现群体性反应或不良反应。

（7）一次性发生急性职业中毒10~49人，或死亡4人以下。

（8）一次性食物中毒超过100例，或出现死亡病例。

（9）地级以上卫生行政部门认定的其他较大突发公共卫生事件。

2.4 一般突发公共卫生事件（Ⅳ级）。有下列情形之一的为一般突发公共卫生事件

（1）腺鼠疫在1个县（市）行政区域内发生，1个平均潜伏期内病例数未超过10例。

（2）霍乱在 1 个县（市）行政区域内发生，1 周内发病 9 例以下。

（3）一次性食物中毒人数 30~99 例，未出现死亡病例。

（4）一次性发生急性职业中毒 9 例以下，未出现死亡病例。

（5）县级以上人民政府卫生行政部门认定的其他一般突发公共卫生事件。

3 突发公共卫生事件分类

3.1 以事件的表现形式分类

根据事件的表现形式，可将突发公共事件分为以下两类：

（1）在一定时间、一定范围、一定人群中，当病例数累计达到规定预警时所形成的事件。如传染病、不明原因疾病、中毒（食物中毒、职业中毒）预防接种反应、菌种等，以及县级以上卫生行政部门认定的其他突发共卫生事件。

（2）在一定时间，一定范围，当环境危害因素达到规定预警值时形成的事件，病例为事后发生，也可能无病例。例如：生物、化学、核辐射事件。

3.2 以事件的成因和性质分类

根据事件的成因和性质，突发公共卫生事件可分为：重大传染病疫情、群体性不明原因疾病、重大食物中毒和职业中毒、新发传染性疾病群体性预防接种反应和群体性药物反应，重大环境污染事故、核事故和放射事故、生物、化学、核辐射恐怖事件、自然灾害导致的人员伤亡和疾病流行，以及其他影响公众健康的事件。

第二节　突发事件的急救原则

1 预防为主，常备不懈

要提高全社会防范突发公共事件对健康造成影响的意识，落实各项防范措施，做好人员、技术、物资和设备的应急储备工作。对各类可能引起突发事件并需要卫生应急的情况，要及时进行分析、预警，做到早发现、早报告、早处理。

2 统一领导，分级负责

根据突发公共事件的范围、性质和对公众健康危害程度，实行分级管理。各级人民政府负责突发公共事件应急处理的统一领导和指挥，各有关部门按照预案规定，在各自的职责范围内做好卫生应急处理的有关工作。各级各类医疗卫生机构要在卫生行政部门的统一协调下，根据职责和预案规定，做好物资技术储备、人员培训演练、检测预警等工作，快速有序地对突发公共事件进行反应。

3 全面响应，保障健康

突发公共事件卫生应急工作的重要目标是为了避免或减少公众在事件中受到的伤害。突发公共事件，涉及人数众多，常常遇到的不单是某一类疾病，而是疾病和心理因素复合危害，而且还有迅速蔓延的特点。所以在突发公共事件处理中，疾病控制、医疗救治等医疗卫生机构需要在卫生行政部门的协调下，在其他部门的支持、配合下，协同开展工作。其目标是最大限度地减少事件带来的直接伤亡和对公众健康的其他影响。

4 依法规范，措施果断

各级人民政府和卫生行政部门要按照相关法律、法规和规章的规定，完善突发公共事件卫生应急体系。建立系统、规范的突发公共事件卫生应急处理工作制度，对突发公共卫生事件和需要开展卫生应急的其他突发公共事件做出快速反应,及时、有效开展监测、报告和处理工作。

5 依靠科学、加强合作

突发公共事件卫生应急工作要充分尊重和依靠科学,要重视开展突发公共事件防范和卫生应急处理的科研和培训,为突发公共事件卫生应急处理提供先进、完善的科技保障。

第三节 突发事件的急救流程

为做好应对社会各种突发事件工作,确保在突发事件发生时,能够迅速、高效、有序地进行处理,保障人民群众生命安全,结合我院的实际情况,制订本预案。医院成立"急诊突发事件应急救治医疗队",负责院内急诊救护工作的组织、协调和指挥。

上述人员的联系电话在急诊预检处备案,保证随时联系,接到通知后尽快赶到急诊科,并负责科内人员的协调。突发事件发生后,根据医院突发事件领导小组要求迅速启动护理应急预案,采取紧急措施。

各应急小组应当根据各自职责要求,服从突发事件应急领导小组的统一指挥,立即到达规定岗位,履行职责。参加突发事件应急处理的医护人员,应当按照突发事件的要求,采取防护措施,并在专业人员的指导下进行工作。遇突发事件抢救时或医院难以承担的重大医疗救护任务时,应及时向院办、医务处、护理部或总值班室汇报,安排人员抢救或转院进行医疗救护。

随季节变化,依照上级指令,做好各种应对措施。

1 突发、群发事件预检分诊

(1)预检分诊工作由有经验的高年资护士担任,护士须在 5min 内对患者进行处置,判断病情危重程度并确定相应首诊科室,安排患者挂号或进入抢救室,及时通知有关医师尽快接诊。

(2)遇到大批伤病员或突发灾难时,应立即报告科主任、医务处、护理部或总值班室等协同抢救。

(3)为及时有效控制和消除突发、群发事件的危害,要做到统一指挥、规范有序、科学高效,保障患者身心健康和生命安全。

(4)预检首先要问清病史,根据患者主诉、症状、体征,初步确定病情危重程度,按病情程度分为轻、中、重三类,危重患者送入抢救室,中、轻度分别安排到各诊室。急诊急救领导小组根据患者人数和病情合理分工,分成若干抢救小组,责任到人组织抢救。尽快疏散抢救室其他患者,集中力量进行抢救工作。

(5)病情紧急程度分级:Ⅰ级——危重;Ⅱ级——重症;Ⅲ级——非重症。

(6)颜色标识:Ⅰ级——红色;Ⅱ级——黄色;Ⅲ级——绿色;来诊已死亡——黑色。

(7)分配治疗区急诊科内区域相对分区:Ⅰ类,Ⅱ类,Ⅲ类;院内分流:手术室、ICU、骨科病房、太平间等。

(8)提供病历,无名氏者编号,为每位患者佩戴腕带,并编写数字作为患者名字。

2 突发、群发事件的抢救工作

(1)接到突发、群发事件抢救通知后,立即上报急诊科主任、护士长。

(2)迅速做好人员、环境及物品准备工作。

①人员准备:护士长根据需要,及时科内调配护理人员,必要时上报护理部,由护理部主任全院调配护理人员。

②环境准备:护士协助医生做好现有轻患者转运及出院工作,为突发、群发事件抢救预留足够的床位,并且集中留置。

③物品准备:护士根据通知做好抢救物品、药品及仪器的准备工作,如有必要可从其他区域协调调配抢救仪器。

(3)患者到达后,即启动突发事件应急流程,为患者做好心电监护、吸氧等工作。做好患者身份安全识别制度。一患一护,保证患者护理安全。

(4)根据患者病情,遵医嘱为患者除颤、洗胃或输血等各项护理工作。

(5)要求护士沉着冷静,团结协作,一切以患者为中心,不慌不忙做好抢救工作。

(6)严格准确记录患者病情及抢救过程、时间及所用的各种抢救药物。

(7)原则上不执行口头医嘱,紧急情况下如执行口头医嘱,需两人核对,经医生核对无误,方可执行,并保留空瓶留作记录。

(8)做好抢救后的清理、补充和患者家属的安抚工作。

(9)做好患者的病情监测和记录工作。

3 急诊科紧急情况下人员替代方案

为了保障科室医疗工作紧张有序进行,保证医疗安全,特制订该方案:

(1)根据岗位职责制度,科室医生护士要按时交接班,不得自行调换班次及自行找人替班。接班人员未到岗,交班人员不能擅自离岗。如科内人员有疾病等原因,需要换班、替班、休假时,应提前与科主任、护士长联系,以便进行班次调整。

(2)在岗期间值班人员必须履行岗位职责,完成各项工作任务,不得在上班期间离岗,串岗。如有特殊情况,必须经科主任、护士长同意,并安排人员代替,方可离开。

(3)值班人员在值班期间遇有突发事件及时通知本班二线、三线,报告科主任、护士长并根据病人情况通知相关人员到院加班。

(4)科内人员手机需保证 24h 开机,保证通讯通畅,带线人员应做好随时到科加班的准备,接到加班通知后应在 30min 内到达科室。

(5)科主任、护士长报告医务部及护理部,如科室替代不能满足需要,则由医务部、护理部调动院内其他科室的医护人员到科加班,科内医疗抢救工作必须服从医务部及医院抢救小组的指导。

4 急诊科突发公共卫生事件应急预案

4.1 应急处理

(1)根据事件中患者情况由分诊护士将患者分为四类(红、黄、绿、黑),组长或副组长首先布置有经验的医护人员对红色标识患者进行抢救,并通知相关科室做好手术及抢救准备。等待符合转运条件后及时转送,完善检查,住院或急诊手术的开放绿色通道。

(2)对出血及创伤需要紧急止血、清创缝合的患者,根据患者生命体征立即开放静脉通路,陪送检查,治疗或住院。

(3)对绿色标识的患者,做好患者的思想工作和心理护理,讲明先救治其他病人的原因、等待下一步观察处理。

(4)对突发事件中死亡的病人,安排人员行尸体料理,开具死亡证明。

(5)对本次突发事件患者信息进行系统记录。

4.2 报告制度

任何个人对突发公共卫生事件必须立即据实报告与医务部或院行政总值班室,不得隐瞒、缓报、谎报。报告内容：①病、伤人员数量；②病伤情况；③参与救治科室。

4.3 工作要求

　　急诊室管理者应临危不乱，有条不紊抢救。管理者应客观面对现实，有效利用人力资源。工作人员在救治病人过程中要听从指挥，服从分工，齐心协力，团结协作，共同完成任务。

4.4 善后与恢复

　　（1）突发公共卫生事件应急处置完成后，应立即采取有效措施，把工作重点转向善后处理工作，争取在最短时间内恢复正常秩序。

　　（2）配合有关部门对所发生的突发公共卫生事件进行调查。

　　（3）对本次突发公共卫生事件的救治工作进行分析、总结。

附：分诊情况标识

　　红色：病情危重——立即抢救处理。

　　黄色：病情较重——及时给予各种治疗、密切观察，防止病情演标识变成红色。

　　绿色：病情稳定——可暂缓处理、进一步观察。

　　黑色：死亡患者——行尸体料理，开具死亡证明。

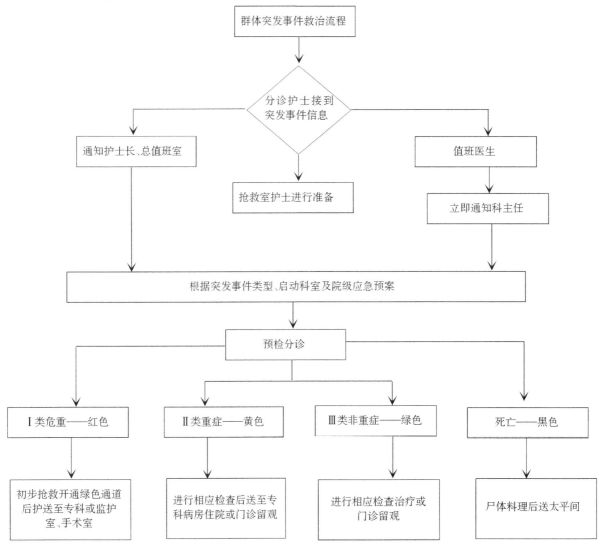

图1　群体突发事件救治流程

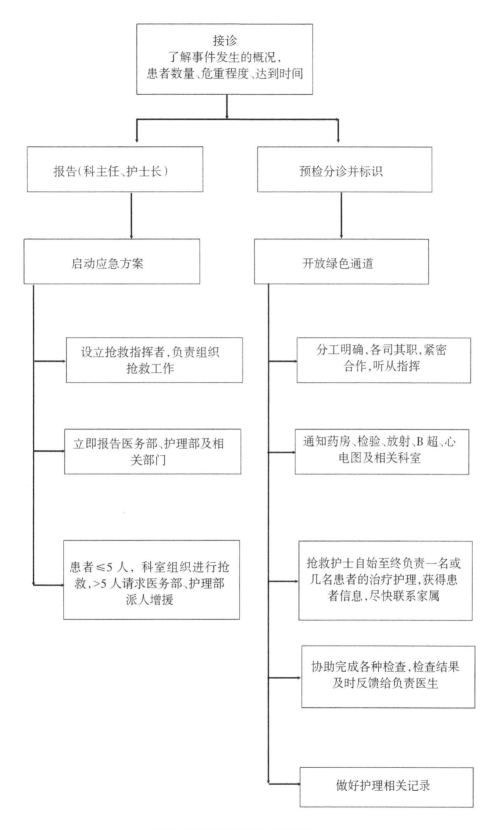

图 2 急诊科突发事件处理流程

第二部分 急诊常用抢救药物

一、心脏复苏药物

木玉莲 杨菊秋

急诊科常用心脏复苏药物有盐酸肾上腺素、异丙肾上腺素。

1 盐酸肾上腺素

（1）性状：本品为无色或几乎无色的澄明液体。受日光照射或与空气接触易变质。

（2）规格：1mL:1mg。

（3）药理作用：①兴奋心脏。②舒缩血管。③影响血压。④扩张支气管。⑤促进代谢。

（4）用法用量：常用量：皮下注射，一次 0.25~1mg；极量：皮下注射，一次 1mg 。①抢救过敏性休克：皮下注射肌肉注射 0.5~1mg 。②抢救心脏骤停：每次静脉注射 1mg，5min 一次，6~7 次，同时进行胸外心脏按压与呼吸气囊辅助呼吸。③治疗支气管哮喘：效果迅速，但不持久，皮下注射 0.25~0.5mg，3~5min 起效，但仅能维持 1h。

（5）临床应用：①过敏性休克。②心脏骤停。③急性支气管哮喘。④局部收缩血管。

（6）不良反应：治疗时通常可见心悸、面色苍白、出汗等，停药或休息可消失。用量过大或皮下注射时误入血管内或静脉注射太快可使血压骤升，产生搏动性头痛，甚至导致脑出血，引起心律失常，严重可致室颤。

2 异丙肾上腺素

（1）性状：无色的澄明液体。

（2）规格：2mL:1mg。

（3）药理作用：①兴奋心脏。②扩张血管和支气管平滑肌。③影响血压。④促进代谢。

（4）临床应用：①治疗心脏骤停和房室传导阻滞。②治疗支气管哮喘。

（5）不良反应：①心悸、头晕、头痛、皮肤潮红。②剂量过大易引起心律失常、室速、室颤。③禁用于冠心病、高血压、心肌炎、甲亢。

（6）注意事项：①心律失常并伴有心动过速、心血管疾病患者，包括心绞痛、冠状动脉供血不足、糖尿病、高血压、甲状腺功能亢进、洋地黄中毒所致的心动过速慎用。②交叉过敏：病人对其他肾上腺能激动药过敏者，对本品也常过敏。

二、呼吸兴奋剂

木玉莲　杨菊秋

1 定义

呼吸兴奋剂属于中枢兴奋药,主要通过直接兴奋延髓呼吸中枢,也可通过刺激颈动脉体和主动脉体的化学感受器反射性的兴奋呼吸中枢,使呼吸加深加快。通气量增加,提高了血中氧分压,降低了血中二氧化碳分压。提高呼吸中枢对二氧化碳的敏感性,在呼吸中枢处于抑制状态时兴奋作用尤为明显。

2 适应证

(1)各种危重疾病所致呼吸抑制或呼吸衰竭。如一氧化碳中毒致呼吸衰竭在救治脑水肿应用。

(2)慢性阻塞性肺疾病引起缺氧和二氧化碳潴留所致的呼吸衰竭,可作为抢救的综合措施之一。

(3)中枢抑制药过量时引起的意识障碍及呼吸衰竭。轻症患者可通过呼吸兴奋剂的治疗使病症得以改善。重症患者使用呼吸兴奋剂仅作为获得机械通气之前的应急措施。

(4)用于新生儿窒息时的抢救,并用于人工呼吸或机械通气、吸氧、纠正酸中毒、清除气道分泌物、保暖等综合措施。

3 禁忌证

(1)已应用机械通气的患者。

(2)由气道阻塞、胸廓畸形、呼吸肌无力、气胸等引起的呼吸衰竭。

(3)哮喘、肺栓塞、神经肌肉功能障碍所致的呼吸衰竭。

(4)肺间质纤维化或尘肺。

(5)严重心脏病,心律失常,心力衰竭。

(6)脑外伤、脑水肿等诱因的惊厥发作。

4 常用药物

4.1 尼可刹米(可拉明)

(1)药理作用:治疗量主要通过兴奋延髓呼吸中枢以及刺激外周颈动脉和主动脉体化学感受器,反射性兴奋呼吸中枢达到治疗呼吸抑制或衰竭的目的。

(2)临床应用:用于治疗各种原因所致呼吸衰竭,对吗啡、巴比妥等类药物引起的呼吸抑制有一定解救效果。

(3)不良反应:过量引起惊厥。

4.2 洛贝林(山梗菜碱)

(1)药理作用:能刺激颈动脉和主动脉体化学感受器上的 N1 受体而反射性引起呼吸中枢兴奋。

（2）临床应用：主要用于新生儿窒息及一氧化碳中毒解救。

（3）不良反应：反射性迷走中枢兴奋而心跳减慢。

4.3 注意事项

（1）脑缺氧、水肿未纠正而出现频繁抽搐者慎用。

（2）保持气道通畅：如气道阻塞，使用呼吸兴奋剂将加重呼吸肌疲劳和呼吸衰竭。

（3）呼吸肌具有一定的收缩力量：可获得更好治疗效果。

（4）不可突然停药：突然停药将导致呼吸抑制、反跳，加重呼吸衰竭症状。

（5）大部分呼吸兴奋剂的兴奋呼吸作用剂量与引起惊厥的剂量相近，在惊厥之前可有不安、自口周开始的颤抖、瘙痒、呕吐、潮红等，应用此药时应密切观察。

（6）部分呼吸兴奋剂持续应用时会产生耐药现象，所以一般应用 3~5d，或给药 12h，间歇 12h。

（7）为了克服呼吸兴奋剂的不良反应，发挥其兴奋剂的作用，可采用联合两种药物交替的给药方法。

三、血管活性药物

黄 梅 钟如慧

血管活性药是通过调节血管舒缩状态,改变血管功能和改善微循环血流灌注而达到抗休克目的的药物。包括血管收缩药和血管扩张药。

1 作用机制

(1)心脏 $\beta1-$受体的兴奋,可加快心率;加强心肌收缩力,增加心排血量,同时也使心肌耗氧量增加。

(2)兴奋 $\beta2-$受体可松弛支气管平滑肌,扩张支气管,解除支气管痉挛;作用于骨骼肌 $\beta2-$受体,使血管扩张,降低周围血管阻力而减低舒张压。

(3)对 $\alpha-$受体兴奋,可使皮肤、黏膜血管及内脏小血管收缩。

2 分类

2.1 血管收缩药

收缩皮肤、黏膜血管和内脏血管,增加外围阻力,使血压回升,从而保证重要生命器官的微循环血流灌注。其中肾上腺素能受体兴奋药占有重要地位。以去甲肾上腺素为代表。

2.2 血管扩张药

包括 $\alpha-$肾上腺素能受体阻滞药、M-胆碱能受体阻滞药及其他直接作用于血管的血管扩张药,能解除血管痉挛,使微循环灌注增加,从而改善组织器官缺血、缺氧及功能衰竭状态。以酚妥拉明为代表。

3 常见血管活性药物

3.1 盐酸肾上腺素

(1)作用机制

①兴奋 $\beta1-$受体:加快心率。增强心肌收缩力,增加心排血量。②兴奋 $\beta2-$受体:可松弛支气管平滑肌,扩张支气管,解除支气管痉挛。③兴奋 $\alpha-$受体,可使皮肤、黏膜血管及内脏小血管收缩,肾脏血流减少。

(2)用途

①心脏停搏。②过敏反应、过敏性休克。③解除支气管哮喘。④与局麻药配伍和局部止血。

(3)不良反应

①心悸、烦躁、头痛、血压升高。②心律失常。③禁用于高血压、器质性心脏病,糖尿病和甲状腺功能亢进等。④对于有自主心律和可触及脉搏的病人禁忌静脉给药。

3.2 异丙肾上腺素

(1)作用机制

①选择性兴奋 β1-受体:加快心率及传导速度;对窦房结有显著兴奋作用。②β2-受体兴奋剂:舒张支气管平滑肌,解除支气管痉挛。

（2）用途

①房室传导阻滞。②心脏停搏:多用于自身节律缓慢,高度房室传导阻滞或窦房结功能衰弱而致的心脏停搏。③支气管哮喘:舌下或喷雾给药。

（3）不良反应

①头晕、心悸。②用药过程中应注意控制心率。③心律失常。④禁用于冠心病、心肌炎和甲状腺功能亢进等。

3.3 去甲肾上腺素

（1）作用机制

①强烈的 α-受体兴奋作用:除冠脉外,几乎所有的小动脉和小静脉都表现出强烈的收缩作用。②兴奋 β1-受体:加快心率;加强心肌收缩力,增加心排血量。

（2）用途

①抗休克:感染性休克。②上消化道大出血:适当稀释后口服,局部止血。

（3）不良反应

①药物外渗可局部组织缺血坏死,一旦外渗立即用酚妥拉明 5~10mg 加 0.9%NS10~15mL 局部封闭。②急性肾功能衰竭使用时保持尿量>30mL/h。③高血压、器质性心脏病、动脉硬化患者禁用。（4）因该药可致心肌坏死出血,收缩肾血管损害肾功能,一般不用于心肺复苏。

3.4 盐酸多巴胺

（1）作用机制

①兴奋 β1-受体:加强心肌收缩力,增加心排血量,大剂量使心率增快。②兴奋 α-受体:多巴胺受体对收缩压和脉压影响大,对舒张压无明显影响。③兴奋多巴胺受体:舒张肾血管使肾血流量增加,使肾小球滤过率增加,大剂量时可使肾血管明显收缩。

（2）用途

①抗休克,伴有心收缩性减弱及尿量减少而血容量不足的休克患者疗效较好。②与利尿剂合用治疗急性肾功能衰竭。③用于急性心功能不全。

（3）不良反应

①恶心、呕吐。②大剂量或静滴过快可出现心律失常,心动过速。③与碳酸氢钠配伍禁忌。需避光保存。④外渗可致局部组织坏死。⑤快速型心律失常嗜铬细胞瘤禁用。⑥使用前首先补足血容量和纠酸。

3.5 酚妥拉明

（1）作用机制

①本品为 α 肾上腺素受体阻滞药,能拮抗血液循环中肾上腺素和去甲肾上腺素的作用,使血管扩张而降低周围血管阻力。②拮抗儿茶酚胺效应,用于诊治嗜铬细胞瘤,但对正常人或原发性高血压患者的血压影响甚小。③能降低外周血管阻力,使心脏后负荷降低,左室舒张末期压与肺动脉压下降,心搏出量增加。

（2）用途

①用于诊断嗜铬细胞瘤及治疗其所致的高血压发作,包括手术切除时出现的高血压,也可根

据血压对本品的反应用于协助诊断嗜铬细胞瘤。②治疗左心室衰竭。③治疗去甲肾上腺素静脉给药外溢,用于防止皮肤坏死。

（3）不良反应

①较常见的有直立性低血压,心动过速或心律失常、鼻塞、恶心、呕吐等;晕厥和乏力较少见;突然胸痛(心肌梗死)、神志模糊、头痛、共济失调、言语含糊等极少见。②严重动脉硬化及肾功能不全者,低血压、冠心病、心肌梗死、胃炎或胃溃疡以及对本品过敏者。

3.6 硝酸甘油

（1）作用机制

①松弛平滑肌,特别对血管平滑肌的作用最明显:降低回心血量和心脏前后负荷,减少心肌耗氧量。②扩张冠状动脉:增加缺血区血液灌注,保护缺血的心肌细胞,减轻缺血损伤。

（2）用途

①防治心绞痛、心力衰竭。②静脉用药可用于急性心肌梗死合并心衰。③用于高血压危象及难治高血压。

（3）不良反应

①搏动性头痛、头晕、直立性低血压,面部皮肤发红。②长期应用可产生耐药性。宜间歇给药。③使用时注意观察患者的血压。

4 血管活性药物使用注意事项

使用血管活性药物应着重以下几点:

（1）除非患者血压极低,一时难以迅速补充血容量,可先使用血管收缩剂暂时提高血压以保证重要脏器供血外,无论何种类型休克首先必须补足血容量,否则会加剧血压下降,甚至加重休克。

（2）必须及时纠正酸中毒,因为一切血管活性药物在酸性环境下(pH 值<7.3)均不能发挥应有作用。

（3）使用血管收缩剂用量不宜过大,以免血管剧烈收缩,加剧微循环障碍和肾缺血,诱发或加剧急性肾功能衰竭。此外,血管收缩过度使外周阻力升高,可增加心脏后负荷,对心功能不良的患者不利。

（4）使用升压药时,切忌盲目加大剂量,导致血压过度升高。此外,应密切观察静滴速度和药物浓度,以免造成血压骤升、骤降和剧烈波动现象。

（5）应用血管扩张剂后由于淤积于毛细血管床的酸性代谢产物可较大量地进入体循环,加重机体酸中毒,必须及时补碱。

（6）应用血管扩张剂的初期可能有血压下降(常降低 10~20mmHg),若症状并无加重,可稍待观察,微循环改善后血压多能逐渐回升。若经观察 0.5~1h 血压仍偏低,病人烦躁不安,应适当加用血管收缩剂,如多巴胺、间羟胺等提升血压。

（7）应用降压药时应注意老年患者、长期高血压合并有动脉硬化,心功能不全患者、曾有脑血管意外患者及心率缓慢者,降压宜缓慢降,以免造成脑梗死等器官供血不足的不良反应。

四、常见解毒药

段 玲 杨瑞祈

1 阿托品

1.1 作用机制

①抑制腺体分泌。②眼睛扩瞳、升高眼内压、调节麻痹。③松弛多种脏器平滑肌。④心血管系统：较大剂量心率加快，促进房室传导，大剂量可解除血管痉挛，可使皮肤血管扩张。⑤中枢神经系统：大剂量兴奋作用强，中毒剂量产生幻觉、定向障碍、共济失调或惊厥，严重中毒时兴奋转为抑制。

1.2 临床作用

①解除平滑肌痉挛。②抑制腺体分泌。③眼科：治疗虹膜睫状体炎、验光配镜检查眼底。④抗心律失常。⑤抗休克。⑥解救有机磷酸酯类中毒。阿托品：早期、足量、反复给药，直到毒蕈碱样症状明显好转，或有阿托品化表现为止。当出现阿托品化时，则应减少阿托品剂量或停药。阿托品化指标：瞳孔较前扩大、颜面潮红、口干、皮肤干燥、肺部湿啰音减少或消失、心率加快。

1.3 不良反应

对外周从胆碱受体阻滞的结果可造成口干、便秘、排尿困难、视力模糊、皮肤干燥、潮红发热和心悸等副作用，停药可自行消失。剂量过大可出现中枢兴奋现象：如语言不清、谵妄、幻觉、抽搐、惊厥、严重中毒则由兴奋转为抑制，产生昏迷和呼吸麻痹。

2 碘解磷定

2.1 作用机制

有机磷酸酯类杀虫剂(如敌敌畏、1609、1059 等)进入机体后，与体内胆碱酯酶结合，形成磷酰化酶而使之失去水解乙酰胆碱的作用，因而发生体内乙酰胆碱的蓄积，出现一系列中毒症状。碘解磷定等解毒药在体内能与磷酰化胆碱酯酶中的磷酰基结合，从而将其中的胆碱酯酶游离，恢复其水解乙酰胆碱的活性，故又称胆碱酯酶复活剂。碘解磷定等尚能与血中有机磷酸酯类直接结合，成为无毒物质而由尿排出。对急性有机磷杀虫剂抑制的胆碱酯酶活力有不同程度的复活作用，用于解救多种有机磷酸酯类杀虫剂的中毒。但对马拉硫磷、敌百虫、敌敌畏、乐果、甲氟磷、丙胺氟磷和八甲磷等的中毒效果较差；对氨基甲酸酯杀虫剂所抑制的胆碱酯酶无复活作用。

2.2 不良反应

（1）注射后可引起恶心、呕吐、心率增快、心电图出现暂时性 ST 段压低和 Q–T 时间延长。

（2）注射速度过快引起眩晕、视物模糊、复视、动作不协调。剂量过大可抑制胆碱酯酶、抑制呼吸和癫痫发作。

（3）口中苦味和腮腺肿胀与碘有关。

3 亚甲蓝

3.1 作用机制

亚甲蓝也称为美蓝，亚甲蓝为一氧化还原剂，高浓度时直接使血红蛋白氧化为高铁血红蛋白；

低浓度时在还原型辅酶Ⅰ脱氢酶(NADPH)的作用下,将本品还原成还原型亚甲蓝,能将高铁还原型蛋白还原成为血红蛋白。

3.2 适应证

本品对化学物亚硝酸盐、硝酸盐、苯胺、硝基苯、三硝基甲苯、苯醌、苯耕等和含有或产生芳香胺的药物(乙酰苯胺、对乙酰氨基酚、非那西丁、苯佐卡因等)引起的高铁血红蛋白血症有效。对先天性还原型二磷酸吡绽核苷高铁血红蛋白还原酶缺乏引起的高铁血红蛋白血症效果较差。对异常血红蛋白M伴有高铁血红蛋白血症无效。对急性氰化物中毒,能暂时延迟其毒性。所以亚甲蓝主要的作用就是治疗各种原因引起的高铁血红蛋白血症,尤其是亚硝酸盐引起的高铁血红蛋白血症。

3.3 不良反应

本品静脉注射过速,可引起头晕、恶心、呕吐、胸闷、腹痛。剂量过大,除上述症状加剧外,还出现头痛、血压降低、心率增快伴心律失常、大汗淋漓和意识障碍。用药后尿呈蓝色,排尿时可有尿道口刺痛。

4 青霉胺

4.1 药理作用

青霉胺为青霉素的代谢产物,系含有巯基的氨基酸,对铜、汞、铅等重金属离子有较强的络合作用,性质稳定、溶解度高,广泛用于肝豆状核变性病,用药后可使尿铜排出增加5~20倍,症状也可改善。对铅、汞中毒亦有解毒作用。在汞中毒的治疗中,以用N-乙酰-DL-青霉胺为好。此外尚可治疗某些免疫性疾病,如类风湿性关节炎、与自体免疫有关的慢性活动性肝炎等。口服后吸收良好,在体内不易破坏,故可用于口服。

4.2 适应证

适用于重金属中毒、肝豆状核变性(Wilson病)、胱氨酸尿及其结石,亦治疗其他药物无效的严重活动性类风湿性关节炎。

5 谷胱甘肽

5.1 作用机制

谷胱甘肽是甘油醛磷酸脱氢酶的辅基,又是乙二醛酶及磷酸丙糖脱氢酶的辅酶,参与体内三羧酸循环及代谢,使人体获得高量。它能激活各种酶,如体内的巯基(-SH)酶等,从而促进糖类、脂肪及蛋白质代谢,也能影响细胞的代谢过程。

5.2 用途

(1)解毒:对丙烯酯、氟化物、一氧化碳、重金属及有机溶剂等的中毒均有解毒作用,对红细胞膜有保护作用,故可防止溶血,从而减少高铁血红蛋白。

(2)对某些损伤的保护作用:由于放射线治疗、放射性药物或使用抗肿瘤药物所引起的白细胞减少症,以及由于放射线引起的骨髓组织炎症,本品均可改善其症状。

(3)保护肝:能抑制脂肪肝的形成,也能改善中毒性肝炎和感染性肝炎的症状。

(4)抗过敏:能纠正乙酰胆碱、胆碱酯酶的不平衡,从而消除由于这种不平衡所引起的过敏症状。

(5)改善某些疾病的症状:对缺氧血症的不适、恶心、呕吐、瘙痒等症状以及由于肝疾病引起的其他症状,均有改善作用。

(6)防止皮肤色素沉着:可防止新的黑色素形成,并减少其氧化。

（7）眼科疾病:可抑制晶体蛋白质疏基的不稳定,因而可以抑制进行性白内障、控制角膜及视网膜疾病的发展等。

5.3 不良反应

（1）偶见脸色苍白,血压下降,脉搏异常等类过敏症状,应停药。

（2）偶见皮疹等过敏症状,应停药。

（3）偶有食欲不振、恶心、呕吐、胃痛等消化道症状, 停药后消失。

（4）注射局部轻度疼痛。

6 纳洛酮

可竞争性结合阿片受体,用于阿片类药物中毒。

6.1 硫代硫酸钠（次亚硫酸钠）

主要用于氰化物中毒。

6.2 二巯丙醇

巯基与重金属结合形成复合物,后者经尿液排出。用于砷、汞、锑、金、铋、镍、铬、镉等中毒。严重肝病、中枢神经系统疾病者慎用。

6.3 二巯丁二钠

用于砷、汞、铅、铜、锑等中毒,作用与二巯丙醇相似。

6.4 二巯基丙磺酸钠

用于砷、汞、铅、铜、锑等中毒,作用与二巯丙醇相似,但吸收快,疗效好,毒性较小,不良反应少。

6.5 依地酸钙钠（乙二胺四乙酸二钠钙）

分子中的钙离子可被铅和其他二价、三价金属离子结合成为稳定且可溶的络合物,并逐渐随尿排出而呈解毒作用。用于铅中毒,亦可用于镉、锌、锰、铜、钴等中毒。

6.6 奥曲肽

可用于磺胺类药物过量或中毒。

6.7 抗蛇毒血清及蛇药

包括抗眼镜蛇毒血清、精制抗蝮蛇毒血清、精制抗银环蛇毒血清、精制抗五步蛇毒血清及各种蛇药等,用于毒蛇咬伤,有解毒、止痛、消肿功效。

五、镇静镇痛药物

张达梅　余　瑾

1 概念

镇痛镇静治疗是特指应用药物手段以消除病人疼痛,减轻病人焦虑和躁动,催眠并诱导顺行性遗忘的治疗。

2 镇静镇痛的分类与机制

2.1 镇痛药物分类

①阿片类药物。②其人工合成品。

2.2 机制

①主要作用于中枢神经系统,选择性地抑制痛觉的药物。②通过与不同脑区的阿片受体结合,模拟脑啡肽而发挥作用。

2.3 镇静的分类

①巴比妥类药。②苯二氮卓类以及其他镇静催眠药等。

2.4 机制

选择性阻断脑干网状上行激活系统,拟似或促进Y-氨基丁酸作用,加强大脑皮质的抑制过程。

3 常见的镇静剂

3.1 咪唑咪达唑仑

(1)咪唑咪达唑仑的机制:与苯二氮卓受体特异结合,神经元上氯离子通道开放,氯离子进入细胞内,神经细胞膜超极化,产生中枢神经系统的抑制效应。适用于急性躁动病人达到快速镇静。

(2)不良反应:烦躁不安,愤怒、产生幻觉、定向力障碍。

3.2 丙泊酚

(1)作用机制:作用机制不清,可能通过对中枢神经系统多种受体及离子通道的影响而发挥镇静作用,丙泊酚具有高亲脂性,具有从血液快速分面到中枢神经系统和周围组织的特点。适用于建立人工气道的患者,急性躁动的患者,需要快速苏醒的患者。

(2)不良反应:血压下降,心律失常,呼吸抑制。

3.3 右美托咪啶

(1)作用机制:是一种新型高选择性a-2肾上腺素受体激动剂,具有镇静、镇痛和高焦虑作用。使用于困难插管和纤支镜检查时镇静。心血管手术麻醉中的应用,肝肾功能障碍患者。

(2)不良反应:血压降低,心律减慢、口干。

4 常见的镇痛剂

4.1 地佐辛

(1)作用机制:主要激动k受体发挥镇痛作用,μ受体具有激动和拮抗双重作用,无μ受体依赖性,激动σ受体面提高血浆去甲肾上腺素的水平,对心血管产生兴奋作用。强效镇痛、快速起效、持久有效,对心功能血压无明显影响,易于联合应用,有效预防呛咳。适用于阿片类镇痛药治疗的各种疼痛。

（2）不良反应:恶心、呕吐、头晕、厌食、幻觉、定向力障碍、出汗、心动过速。

4.2 舒芬太尼

（1）作用机制:为纯 μ 受体激动剂,结合力比芬太尼强 7~10 倍,镇痛作用比芬太尼强 5~10 倍,镇痛作用时间比芬太尼长 2 倍。适用于气管内插管,使用人工呼吸的全身麻醉作为复合麻醉的镇痛用药,作为全身麻醉大手术的麻醉诱导和维持用药。

（2）不良反应:呼吸抑制,骨骼肌强直,恶心、呕吐、便秘。

3.3 吗啡

（1）作用机制:主要激动 μ 受休,也激动 k、δ 受体,镇痛作用强,易产生呼吸抑制和成瘾性。适用于其他镇痛药无效的急性剧痛,如手术、创伤、烧伤的剧烈疼痛,晚期癌症病人三阶梯止痛。

（2）不良反应:呼吸抑制,心动过缓、瘙痒、缩瞳、抑制肠蠕动、恶心、呕吐。

5 镇静镇痛的注意事项

在对患者实施药物镇静、镇痛时,应明确患者产生疼痛和焦虑激惹的原因,了解镇静、镇痛药的药理作用、副作用,加强临床监护治疗及心理护理。非甾体类消炎镇痛药有个比较大的副作用就是会引起胃肠道出血,所以有出血性疾病的患者应自行少用或不用此类药物。还有就是阿片类药物甚至是某些非处方镇痛药都有依赖性,不宜长期服用,应该遵医嘱。服用镇痛药期间不能喝酒、不能开车,最好不要同时服用两种或多种镇痛药物。

六、心血管急救药物

张达梅 和丽娟

1 异丙肾上腺素

盐酸异丙肾上腺素是合成的拟交感胺,几乎只兴奋 β 受体。其显著的正性肌力和频率作用使心排血量增加,尽管由于外周血管扩张平均血压下降,但异丙肾上腺素明显增加心肌氧耗量,因此可诱发或加重心肌缺血。新的正性肌力药物(多巴酚丁胺、氨力农)较少引起心律失常,已在大多数临床场合取代了异丙肾上腺素。

1.1 适应证

异丙肾上腺素适用于有脉搏的、有血流动力学障碍的心动过缓的临时性治疗。对有症状的心动过缓,在给予异丙肾上腺素之前,应先试用阿托品、人工心脏起搏器、多巴胺和肾上腺素。

1.2 用法与用量

用于心率的支持,通常只需小剂量。起始剂量 $2\mu g$ /min,逐渐增加剂量至心率达 60 次/ min 左右。一般不需超过 $10\mu g$ /min。宜用输液泵恒速静脉输注。

1.3 不良反应

异丙肾上腺素可增加心肌氧耗量,因此冠心病患者应慎用。其强力的正性频率作用可诱发严重的心律失常,如室速、室颤。异丙肾上腺素可加重洋地黄中毒的快速室性心律失常,诱发低血钾。

1.4 禁忌证

①对其他肾上腺素类药物过敏者对本品也有交叉过敏。②高血压、甲状腺功能亢进、心绞痛、冠状动脉供血不足、糖尿病等患者慎用。冠心病、心肌炎及甲亢患者禁用。

1.5 注意事项

对有症状的心动过缓,人工心脏起搏较异丙肾上腺素具有更好的控制效果,不增加心肌耗氧量和快速性心律失常的危险,在给予异丙肾上腺素作为临时治疗后,应尽早给予人工起搏。用作心率支持时,异丙肾上腺素可加重心肌缺血或低血压。

2 盐酸利多卡因

盐酸利多卡因属 Ib 类抗心律失常药。主要作用于浦肯野纤维和心室肌,抑制 Na^+ 内流,促进 K^+ 外流;降低 4 相除极坡度,从而降低自律性;明显缩短动作电位时程,相对延长有效不应期及相对不应期;降低心肌兴奋性;减慢传导速度;提高室颤阈。本品静脉注射后 15min 左右生效,2h 达峰效应。血浆蛋白结合率为 50%~80%,半衰期为 1~2h。在肝内代谢,代谢物仍具药理活性。由肾排泄,原形药约 10%。

2.1 适应证

本品最适用于心肌梗死、洋地黄中毒、锑剂中毒、外科手术等所致的室性早搏、室性心动过速和心室颤动。

2.2 用法与用量

常用制剂为注射液每支 0.1g(5mL),0.4g(20mL)。静脉注射 1~2mg/kg,继以 0.1% 溶液静脉滴注,每小时不超过 100mg,也可肌内注射,4~5mg/kg,60~90min 重复 1 次。

2.3 不良反应

本品可作用于中枢神经系统,引起嗜睡、感觉异常、肌肉震颤昏迷及呼吸抑制等不良反应。可引起低血压及心动过缓。血药浓度过高,可引起心房传导速度减慢、房室传导阻滞以及抑制心肌收缩力和心排血量下降。

2.4 禁忌证

①对局部麻醉药过敏者禁用。②阿-斯综合征(急性心源性脑缺血综合征)、预激综合征、严重心脏传导阻滞(包括窦房、房室及心室内传导阻滞)患者静脉禁用。

2.5 注意事项

①常见的不良反应有头晕、嗜睡、恶心、呕吐、吞咽困难、烦躁不安等。②剂量过大时可引起惊厥及心搏骤停。严重房室传导阻滞、室内传导阻滞者禁用。③与奎尼丁、普鲁卡因胺、普萘洛尔、美西律或妥卡尼合用时,本品的毒性增加,甚至引起窦性停搏。

3 盐酸普罗帕酮

本品是一类新型结构的抗心律失常药,属于第一类(即直接作用细胞膜)抗心律失常药。离体动物心肌的实验结果指出,0.5~1μg/mL 时可降低收缩期的去极化作用,因而延长传导,动作电位的持续时间及有效不应期也稍有延长,并可提高心肌细胞的阈电位,明显减少心肌的自发兴奋。它既作用于心房、心室(主要影响浦肯野纤维,对心肌的影响较小),也作用于兴奋的形成及传导。临床研究资料表明,治疗剂量(口服 300mg 及静脉注射 30mg)时可降低心肌的应激性,作用持久,PQ 及 QRS 均增加,延长心房及厉室结的有效不应期。

对各种类型的实验性心律失常均有对抗作用。抗心律失常作用与其膜稳定作用及竞争性 β 受体阻断作用有关。尚有微弱的钙拮抗作用(比维拉帕米弱 100 倍),并能干扰钠通道。尚有轻度抑制心肌作用,增加舒张末期压,减少搏出量,其作用均与用药的剂量成正比。它还有轻度降压和减慢心率作用。

离体实验表明普罗帕酮能松弛冠状动脉及支气管平滑肌。具有与普鲁卡因相似的局部麻醉作用。口服后自胃肠道吸收良好,服后 2~3h 抗心律失常作用达峰效。作用可持续 8h 以上,其半衰期为 3.5~4h。适用于预防或治疗室性或室上性异位搏动、室性或室上性心动过速、预激综合征、电转复律后室颤发作等。经临床试用,疗效确切,起效迅速,作用时间持久,对冠心病、高血压所引起的心律失常有较好疗效。

3.1 适应证

用于阵发性室性心动过速、阵发性室上性心动过速及预激综合征伴室上性心动过速、心房扑动或心房颤动的预防。也可用于各种期前收缩的治疗。

3.2 用法与用量

品服:每次 100~200mg,每天 3~4 次。治疗量,每天 300~900mg,分 4~6 次服用。维持量,每天 300~600mg,分 2~4 次服用。由于其局部麻醉作用,宜在餐后与饮料或食物同时吞服,不得嚼碎。必要时可在严密监护下缓慢静脉注射或静脉滴注,每次 70mg,每 8h1 次,1 日总量不超过350mg。

3.3 不良反应

①早期的不良反应有头痛、头晕等,其后可出现胃肠道障碍,如恶心、呕吐、便秘等,也有出现房室传导阻断症状。有两例在连续服用2周后出现胆汁淤积性肝损伤的报道,停药后2~4周各酶的活性均恢复正常。故认为这一病理变化属于过敏反应及个体因素性。②在试用过程中未见肺、肝及造血系统的损害,有少数患者出现上述口干、头痛、眩晕、胃肠道不适等轻微反应,一般都在停药后或减量后症状消失。有报道个别患者出现房室传导阻滞,Q-T间期延长,PR间期轻度延长,QRS时间延长等。

3.4 禁忌证

无起搏器保护的窦房结功能障碍、严重房室传导阻滞、双束支传导阻滞患者,严重充血性心力衰竭、心源性休克、严重低血压及该药过敏者禁用。

3.5 注意事项

①不良反应较少,主要为口干、舌唇麻木,可能是由于其局部麻醉作用所致。此外,早期不良反应还有头痛、头晕、复视,其后可出现胃肠道障碍,如恶心、呕吐、便秘等。老年患者用药后可能出现血压下降,也有出现房室传导阻断症状。②在试用过程中未见肺、肝及造血系统损害,有少数患者出现上述口干、头痛、眩晕、胃肠不适等轻微反应,一般都在停药后或减量后消失。③严重心肌损害者慎用。④窦房结功能障碍、严重房室传导阻滞、双束支传导阻滞、心源性休克者禁用,严重心动过缓、肝肾功能不全、明显低血压者慎用。⑤如出现窦房结或高度房室传导阻滞时,可静脉注射乳酸钠、阿托品、异丙肾上腺素或间羟胺、肾上腺素等解救。

4 盐酸胺碘酮

4.1 药理作用

盐酸胺碘酮具有抗心律失常作用,属Ⅲ类药物,能延长房室结、心房和心室肌纤维的动作电位时程和有效不应期,并减慢传导。

4.2 适应证

临床适用于室性和室上性心动过速和期前收缩、阵发性心房扑动和颤动、预激综合征等,也可用于伴有充血性心力衰竭和急性心肌梗死的心律失常患者。对其他抗心律失常药,如丙吡胺、维拉帕米、奎尼丁、β受体阻滞剂无效的顽固性阵发性心动过速常能奏效,此外,还可用于慢性冠脉功能不全和心绞痛。

4.3 用法与用量

口服:每次0.1~0.2g,每天1~4次,或开始每次0.2g,每天3次,餐后服。3天后改用维持量,每次0.2g,每天1~2次。

4.4 不良反应

①胃肠道症状:恶心、呕吐、口干、腹胀、便秘、食欲不振等。②心血管系统:窦性心动过缓、一过性窦性停搏或窦房传导阻滞、房室传导阻滞。③偶见甲亢、药疹、瘙痒,也有角膜色素沉着及皮肤色素沉着。

4.5 禁忌证

①窦性心动过缓和窦房传导阻滞,患者未安置人工起搏器。②窦房结疾病,患者未安置人工起搏器(有窦性停搏的危险)。③高度房室传导障碍,患者未安置人工起搏器。④双或三分支传导阻滞,除非安装人工起搏器。⑤甲状腺功能异常。⑥对碘、胺碘酮或其中的辅料过敏。⑦妊娠。⑧循

环衰竭。⑨严重低血压。⑩静脉注射禁用于低血压、严重呼吸衰竭、心肌病或心力衰竭（可能导致病情恶化）。⑪3岁以下儿童（因含有苯甲醇）。⑫哺乳期。

4.6 注意事项

①主要有胃肠道反应（食欲不振、恶心、腹胀、便秘等）及角膜色素沉着（占20%~90%），偶见皮疹及皮肤色素沉着，但停药后可自行消失。②房室传导阻滞、心动过缓、甲状腺功能障碍及碘过敏者禁用。

5 盐酸维拉帕米

5.1 药理作用

本品为钙通道阻滞剂（钙拮抗剂），由于抑制内流可降低心脏舒张期自动去极化速率，而使窦房结发放冲动减慢，也可减慢传导。可减慢前向传导，因而可以消除房室结折返。对外周血管有扩张作用，使血压下降，但较弱，一般可引起心率减慢，但也可因血压下降而反射性心率加快。对冠状动脉有舒张作用，可增加冠脉流量，改善心肌供氧；此外，尚有抑制血小板聚集作用。口服吸收完全，30~40min血药浓度达峰值，30min起效，维持5~6h。口服85%经肝灭活，故口服剂量较静脉注射者大10倍。在血浆中90%与血浆蛋白结合。静脉注射后1~2min开始作用，10min达最大效应，持续15min。

5.2 适应证

可用于抗心律失常及抗心绞痛。对于阵发性室上性心动过速量有效。对房室交界区心动过速疗效也很好，也可用于心房颤动、心房扑动、房性期前收缩。

5.3 用法与用量

口服：每次40~120mg，每天3~4次。维持剂量为每次40mg，每天3次。稀释后缓慢静脉注射或静脉滴注，0.075~0.15mg/kg，症状控制后改用片剂口服维持。

5.4 不良反应

①发生率在≥1%的不良反应：症状性低血压（1.5%）、心动过缓（1.2%）、眩晕（1.2%）、头痛（1.2%）、皮疹（1.2%）、严重心动过速（1.0%）。②发生率<1%的不良反应：恶心（0.9%）、腹部不适（0.6%）、静脉给药期间发作癫痫、精神抑郁、嗜睡、旋转性眼球震颤、眩晕、出汗、超敏患者发生支气管/喉部痉挛，伴瘙痒和荨麻疹、呼吸衰竭等。

5.5 禁忌证

①重度充血性心力衰竭（断发于室上性心动过速，且可拉帕米纠正者除外）。②严重低血压（收缩压小于90mmHg）或心源性休克。③病窦综合征（已安装并行使功能的心脏起搏器患者除外）。④Ⅱ或Ⅲ度房室传导阻滞（已安装并行使功能的心脏起搏器患者除外）。⑤心房扑动或心房颤动患者合并有房室旁路通道。⑥已用β受体阻滞剂或洋地黄中毒的患者。⑦室性心动过速。QRS增宽（≥0.12s）的室性心动过速患者静脉用维拉帕米，可能导致显著的血流动力学恶化和心室颤动。用药前需鉴别宽QRS心动过速为室上性或室性。⑧已知对盐酸维拉帕米过敏的患者。

5.6 注意事项

①可有眩晕、恶心、呕吐、便秘、心悸等不良反应。②若与β受体阻滞剂合用，易引起低血压、心动过缓、传导阻滞，甚至停搏。③支气管哮喘患者慎用。心力衰竭患者慎用或禁用。低血压、传导阻滞及心源性休克患者禁用。④与地高辛合用可使后者的血药浓度升高，如需合用时应调整地高辛剂量。

七、平喘类药物

李 莹 和 璐

1 二羟丙茶碱注射液

1.1 适应证

适用于支气管哮喘、喘息型支气管炎、阻塞性肺气肿等缓解喘息症状,也用于心源性肺水肿引起的哮喘。

1.2 不良反应

类似茶碱,剂量过大时可出现恶心、呕吐、易激动、失眠、心动过速、心律失常,甚至可发生发热、脱水、惊厥等症状,严重的甚至呼吸、心搏骤停。

1.3 禁忌证

对本品过敏的患者,活动性消化溃疡和未经控制的惊厥性疾病患者禁用。

1.4 注意事项

①哮喘急性严重发作患者不首选本品。②茶碱类药物可致心律失常和(或)使原有的心律失常恶化。若患者心率过速和(或)心律的任何异常改变均应密切注意。③高血压或者消化道溃疡病史的患者慎用本品。④大剂量可致中枢兴奋,预服镇静药可防止。

2 多索茶碱

2.1 适应证

支气管哮喘、喘息性慢性支气管炎及其他支气管痉挛引起的呼吸困难。

2.2 不良反应

使用黄嘌呤衍生物可能引起恶心、呕吐、上腹部疼痛、头痛、失眠、易怒、心动过速、期前收缩、呼吸急促、高血糖、蛋白尿。如过量使用还会出现严重心律失常、阵发性痉挛等。此表现为初期中毒症状,此时应暂停用药,请医生诊断,监测血药浓度。但在上述中毒迹象和症状完全消失后仍可继续使用。

2.3 禁忌证

凡对多索茶碱或黄嘌呤衍生物类药物过敏者,急性心肌梗死患者禁用。

3 氨茶碱注射液

3.1 适应证

适用于支气管哮喘、喘息型支气管炎、阻塞性肺气肿等缓解喘息症状,也可用于急性心功能不全和心源性哮喘。

3.2 不良反应

①常见的不良反应为:恶心、胃部不适、呕吐、食欲减退,也可见头痛、烦躁、易激动。②当静脉滴注过快或茶碱血浓度超过 $20\mu g/mL$,可出现毒性反应,表现为心律失常、心率增快、头晕、血压剧

降、肌肉颤动或癫痫。由于胃肠道受刺激,可见血性呕吐物或柏油样大便。

4 硫酸沙丁胺醇

4.1 药理作用

为选择性 $\beta 2$ 受体激动剂能选择性激动支气管平滑肌的 $\beta 2$ 受体,有较强的支气管扩张作用。于哮喘患者,其支气管扩张作用至少与异丙肾上腺素相等。抑制肺细胞等致敏细胞释放过敏反应介质亦与其支气管平滑肌解痉作用有关。对心脏的 $\beta 1$ 受体的激动作用较弱,故其增加心率作用仅及异丙肾上腺素的 1/10。选择性激动支气管平滑肌上 $\beta 2$ 受体,松弛支气管平滑肌,解除支气管痉挛,对支气管扩张作用强,对心脏 $\beta 1$ 受体作用弱,是目前较为安全,最常用的平喘药。

4.2 适应证

平喘,适用于防治支气管哮喘,喘息性支气管炎及肺气肿。

4.3 不良反应

偶有恶心、神经系统兴奋性增高、震颤、心率增快或心悸。

4.4 注意事项

（1）久用易产生耐药性。

（2）孕妇慎用。

（3）心功能不全、高血压、糖尿病、甲亢患者慎用。

八、脱水、利尿类药物

李 莹 周晓扬

1 呋塞米(速尿)

1.1 药理作用

(1)利尿特点。

迅速:注射 5min 起效。

强大:可达 40ml/min。

短暂:维持 5h 左右。

(2)直接扩张血管(与利尿作用无关):降低肾血管阻力,增加肾血流量,肾衰竭时尤其明显。

1.2 临床应用

(1)消除各种严重水肿。

(2)急性肺水肿和脑水肿。

(3)急性肾功能衰竭早期:增加肾血流量+冲刷肾小管。

(4)配合输液加速毒物排泄。

(5)高钙血症、高血压危象的辅助治疗。

1.3 不良反应

(1)水电解质紊乱:低血容量、低盐综合征(低血钾、低血镁、低血钠)、低氯性碱中毒、低钾易诱发肝昏迷或增加强心苷对心脏的毒性。

(2)耳毒性:耳鸣或暂时性耳聋,避免合用氨基糖苷类。

(3)高尿酸血症。

(4)其他:胃肠道反应。

作用特点:是目前最强的利尿药,起效快,作用强,毒性低,用量小。临床作为呋塞米的替代品。

2 中效能利尿–噻嗪类

2.1 药理作用

(1)利尿作用。

特点:作用温和持久,排出 Na^+、Cl^-、K^+、Mg^{2+}增多,促进 Ca^{2+}的重吸收,排出 HCO_3^- 增多,减少尿酸排出。

(2)抗利尿作用。

减轻尿崩症患者的尿量及口渴症状(因排 Na^+,使血浆渗透压降低而减轻渴感,减少摄水量)。

(3)降压作用。

2.2 临床应用

轻、中度心性水肿的首选。

轻型肾性水肿效果较好,但肾功能不全者慎用(肾血流量减少);

肝性水肿与螺内酯合用效果较好。

2.3 不良反应

(1)电解质紊乱。

低血钾、低血钠、低血氯、高血钙。

(2)三升。

升糖、升脂、升尿酸。

痛风,糖尿病、高脂血症患者慎用。

(3)其他。

偶致过敏性皮疹、皮炎(包括光敏性皮炎)。

粒细胞及血小板减少等,严重的可见溶血性贫血、坏死性胰腺炎等。

3 低效能利尿药——螺内酯(安体疏通)

3.1 竞争抑制醛固酮受体,抑制"K^+—Na^+"交换

醛固酮:保钠排钾

螺内酯:排钠保钾

3.2 作用特点

起效慢(1 天显效)维持久(3~4d 达高峰,停药后维持 5~6d)药效弱(最弱的利尿药,抑制 2%的钠重吸收)。

保钾排钠。

利尿强度与体内醛固酮水平有关。

4 20%甘露醇,25%山梨醇,50%葡萄糖、甘露醇

4.1 药理作用

(1)脱水作用:静脉注射后,使组织间液向血浆转移而产生组织脱水作用——可降低颅内压和眼内压。

(2)增加肾血流量:组织脱水作用使血容量增加,肾小球滤过率增加——治疗肾衰。

(3)利尿作用:增加肾小管腔渗透压,减少水重吸收而产生渗透性利尿作用——防止肾小管萎缩坏死。

4.2 临床应用

(1)预防急性肾衰竭。

(2)脑水肿及青光眼:治疗脑水肿首选药物;青光眼急性发作及手术前降眼压。

4.3 不良反应

少见。但由于可增加循环血量而加重心脏负荷,心功能不全者禁用。活动性颅内出血者禁用。

4.4 甘露醇药液渗漏的护理

甘露醇一旦发生渗漏后,应立即更换输液部位,并针对损伤的程度选择不同的治疗方法。

(1)热敷:促进外渗于组织的药液消散吸收。20%甘露醇渗漏引起的组织损伤可采用 654—2 湿敷,配合酚妥拉明局封效果好,也可采用 50%硫酸镁湿敷。

（2）封闭疗法：封闭注射可阻止药物与组织细胞相结合。常用 0.25%普鲁卡因或生理盐水局部封闭。

（3）中西药制剂：依照中医祛瘀活血消肿方法制成的中药制剂,对药物渗漏引起的水肿、淤血、疼痛疗效好。如:烫伤膏外涂肿胀部位治疗输液外漏效果好。

九、止血类药

何智芸　陈　缘

1 氨甲环酸氯化钠注射液

1.1 药理作用

（1）抗纤维蛋白溶酶的作用。

（2）止血作用。

（3）抗变态反应、消炎作用。

1.2 临床应用

（1）本品主要用于急性或慢性、局限性或全身性原发性纤维蛋白溶解亢进所致的各种出血。弥散性血管内凝血所致的继发性高纤溶状态，在未肝素化前，一般不用本品。

（2）前列腺、尿道、肺、脑、子宫、肾上腺、甲状腺等富有纤溶酶原激活物脏器的外伤或手术出血。

（3）用作组织型纤溶原激活物（t-PA）、链激酶及尿激酶的拮抗物。

（4）人工流产、胎盘早期剥落、死胎和羊水栓塞引起的纤溶性出血。

（5）中枢动脉瘤破裂所致的轻度出血，如蛛网膜下腔出血和颅内动脉瘤出血，应用本品止血优于其他抗纤溶药。但必须注意并发脑水肿或脑梗死的危险性，至于重症有手术指征患者，本品仅可做辅助用药。

（6）治疗遗传性血管神经水肿，可减少其发作次数和严重程度。

（7）血友病患者发生活动性出血，可联合应用本药。

（8）防止或减轻因子Ⅷ或因子Ⅸ缺乏的血友病患者拔牙或口腔手术后的出血。

（9）严重创伤患者伤后 3h 内使用氨甲环酸。

1.3 用法用量

1、一般成年人每日 1000~2000mg，分 1~2 次静脉滴注，根据年龄和症状可适当增减剂量。

2、严重创伤患者使用方法为首剂 1g、10min 内滴注，接着输注 1g，持续 8h。

1.4 不良反应

（1）对于有血栓形成倾向者（如急性心肌梗死）慎用。

（2）由于本品可导致继发性肾盂肾炎和输尿管凝血块阻塞，故血友病或肾盂实质病变发生大量血尿时要慎用。

（3）与其他凝血因子（如因子Ⅸ）等合用，应警惕血栓形成，一般认为在凝血因子使用后 8h 再用本品较为妥当。

（4）本品一般不单独用于弥散性血管内凝血所致的继发性纤溶性出血，以防进一步血栓形成，影响脏器功能。特别是急性肾功能衰竭时，如有必要，应在肝素化的基础上才应用本品。

（5）宫内死胎所致的低纤维蛋白原血症出血,肝素治疗较本品安全。

（6）慢性肾功能不全时,用量应酌减,因给药后尿液中药物浓度常较高。

（7）治疗前列腺手术出血时,本品用量也应减少。

（8）本品与青霉素或尿激酶等溶栓剂有配伍禁忌,与口服避孕药、雌激素或凝血酶原复合物浓缩剂合用,有增加血栓形成的危险。

（9）必须持续应用本品较久者,应做眼科检查监护(例如视力测验、视觉、视野和眼底)。

十、解热镇痛药

何智芸　和润菊

1 复方氨林巴比妥注射液

1.1 成分

本品为复方制剂,其组分为:每支含氨基比林 0.1g、安替比林 40mg、巴比妥 18mg。辅料为:依地酸二钠、注射用水。

1.2 规格

2ml/支:含氨基比林 0.1g,安替比林 40mg,巴比妥 18mg。

1.3 药理作用

本品为解热镇痛药。氨基比林和安替比林同属于吡唑酮类解热镇痛药,能抑制下视丘前列腺素的合成和释放,恢复体温调节中枢感受神经元的正常反应性而起退热作用;同时还通过抑制前列腺素等的合成而起镇痛作用。氨基比林并能抑制炎症局部组织中前列腺素的合成和释放,稳定溶酶体膜,影响吞噬细胞的吞噬作用而起到抗炎作用。合用巴比妥,可加强镇痛作用。

1.4 适应证

主要用于急性高热时的紧急退热,对发热时的头痛症状也有缓解作用。

1.5 用法用量

肌内注射。成人一次 2ml,或遵医嘱。在监护情况下极量为一日 6ml。本品不宜连续使用。

1.6 不良反应

(1)过敏性休克,表现为胸闷、头晕、恶心呕吐、血压下降、大汗淋漓等症状,应立即停药并抢救。

(2)粒细胞缺乏,紫癜,有时急性起病。

(3)皮疹、荨麻疹、表皮松解症等。

1.7 禁忌

(1)对吡唑酮类或巴比妥类药物过敏者禁用。

(2)用本品有过敏史者禁用。

1.8 注意事项

(1)肌内注射前应向病人询问是否有吡唑酮类或巴比妥类药物过敏史,有过敏史者应避免使用本品,过敏性体质者亦应慎用。

(2)不得与其他药物混合注射。

(3)长期使用可引起粒细胞减少,再生障碍性贫血及肝肾损坏等严重中毒反应。

(4)呼吸系统有严重疾病及呼吸困难者慎用本品。

(5)体弱者慎用。

(6)本品仅对症治疗,在解除高热症状后应对因治疗,在应用本品无明显效果时应改用其他方法治疗,避免盲目大量应用本品。

十一、激素类药物

和院梅 李照权

1 氢化可的松

1.1 药理作用

(1)抗炎作用:氢化可的松通过降低机体毛细血管的通透性、稳定溶酶体膜的活性、防止白细胞在炎症部位的堆积等方式,来减轻和防止机体炎症的反应,从而达到缓解炎症的作用。

(2)免疫抑制作用:氢化可的松通过加速机体内淋巴细胞的凋亡、阻止单核巨噬细胞的形成等来防止或抑制细胞中介的免疫反应。

(3)抗病毒作用:能对抗其对机体的损害作用,发挥抗病毒的作用。

1.2 临床应用

(1)用于肾上腺功能不全所引起的疾病、类风湿性关节炎、关节炎湿性发热、痛风、支气管哮喘等。

(2)用于过敏性皮炎、脂溢性皮炎、瘙痒症等。

(3)用于虹膜睫状体炎、角膜炎、巩膜炎、结膜炎等。

(4)用于神经性皮炎、结核性脑膜炎、胸膜炎、关节炎、腱鞘炎、急慢性挫伤、腱鞘劳损等。

1.3 不良反应

(1)静脉迅速给予大剂量可能发生全身性的过敏反应,包括面部、鼻黏膜、眼睑肿胀,荨麻疹,气短,胸闷等。

(2)长程用药可引起以下副作用:医源性库欣综合征面容和体态、体重增加、下肢浮肿、紫纹、易出血倾向、创口愈合不良、痤疮、月经紊乱、肱或股骨头缺血性坏死、骨质疏松或骨折等。

(3)可出现精神症状:、激动、不安、谵妄、定向力障碍。

2 甲泼尼龙琥珀酸钠

2.1 药理作用

抗炎、免疫抑制及抗过敏活性。

2.2 临床作用

(1)风湿性疾病:作为短期使用的辅助药物用于创伤后骨关节炎、骨关节炎引发的滑膜炎、类风湿性关节炎等。

(2)结缔组织病(免疫复合物疾病):用于维持治疗系统性红斑狼疮、急性风湿性心肌炎等。

(3)治疗皮肤疾病:银屑病、荨麻疹等。

(4)过敏状态:用于控制如下以常规疗法难以处理的严重的或造成机能损伤的过敏性疾病;支气管哮喘、接触性皮炎等。

（5）眼部疾病：严重的眼部急慢性过敏和炎症。例如：眼部带状疱疹、虹膜炎、虹膜睫状体炎等。

（6）胃肠道疾病。

（7）呼吸道疾病。

（8）免疫抑制治疗。

2.3 不良反应

（1）血液和淋巴系统异常。

（2）免疫系统异常。

（3）内分泌异常：类库欣综合征、垂体功能减退症、类固醇停药综合征。

（4）精神异常：情感障碍包括情绪不稳定、情绪低落、失眠、易激惹等。

（5）神经系统异常：颅内压增高。

（6）心脏异常：充血性心力衰竭、心律失常。

（7）胃肠道异常反应。

3 地塞米松

3.1 药理作用

（1）抗炎作用。

（2）免疫抑制作用。

（3）抗毒素作用。

（4）抗休克作用。

（5）可使血中淋巴细胞、嗜酸性细胞、单核细胞减少。

（6）提高中枢神经系统的兴奋性。

3.2 临床作用

（1）替代疗法。

（2）自身免疫性疾病，防止器官移植的排斥反应和过敏性疾病。

（3）严重感染或炎症。

（4）休克。

（5）血液病。

（6）眼科疾病。

（7）皮肤疾病。

3.3 不良反应

（1）长期大剂量应用引起的反应：类肾上腺皮质功能亢进综合征、诱发或加重感染、消化系统并发症、骨质疏松、肌肉萎缩、伤口愈合迟缓。

（2）停药反应：医源性肾上腺皮质功能不全、反跳现象和停药症状。

4 胰岛素

4.1 药理作用

（1）糖代谢 胰岛素可增加葡萄糖的转运，加速葡萄糖的氧化和酵解，促进糖原的合成和贮存，抑制糖原分解和异生而降低血糖。

（2）脂肪代谢 胰岛素能增加脂肪酸的转运，促进脂肪合成并抑制其分解，减少游离脂肪酸和酮体的生成。

（3）蛋白质代谢　胰岛素可增加氨基酸的转运和蛋白质的合成（包括 mRNA 的转录及翻译），同时又抑制蛋白质的分解。

4.2 临床作用

胰岛素仍是治疗胰岛素依赖型糖尿病的唯一药物,对胰岛素缺乏的各型糖尿病均有效。

4.3 不良反应

（1）过敏反应：一般反应轻微而短暂,偶可引起过敏休克。

（2）低血糖症：为胰岛素过量所致,正规胰岛素能迅速降低血糖,出现饥饿感、出汗、心跳加快、焦虑、震颤等症状,严重者引起昏迷、惊厥及休克,甚至脑损伤及死亡。

（3）胰岛素耐受性：产生急性耐受常由于并发感染、创伤、手术、情绪激动等应激状态所致。

十二、抗过敏药物

和院梅　杨德生

抗组织胺药(是最常用的抗过敏药物,最适用于Ⅰ型过敏反应)

1 盐酸异丙嗪异丙嗪注射液

1.1 药理作用

(1)抗组胺作用:与组织释放的组胺竞争 H1 受体,能拮抗组胺对胃肠道、气管、支气管或细支气管平滑肌的收缩或挛缩,解除组胺对支气管平滑肌的致痉和充血作用。

(2)止吐。

(3)抗晕动症:与通过中枢性抗胆碱性能,作用于前庭和呕吐中枢及中脑髓质感受器,主要是阻断前庭核区胆碱能突触迷路冲动的兴奋。

(4)镇静催眠。

1.2 临床作用

(1)皮肤黏膜的过敏:适用于长期的、季节性的过敏性鼻炎、荨麻疹、血管神经性水肿等。

(2)晕动症:防治晕车、晕船、晕飞机。

(3)用于麻醉和手术前后的辅助治疗,包括镇静、催眠、镇痛、止吐。

(4)用于防治放射病性或药源性恶心、呕吐。

1.3 不良反应

(1)较常见的有嗜睡。

(2)增加皮肤对光的敏感性。

(3)易兴奋,易激动,幻觉,中毒性谵妄。

(4)心血管的不良反应很少见,可见血压增高,偶见血压轻度降低。白细胞减少、粒细胞减少症及再生不良性贫血则属少见。

2 皮质激素类药物:地塞米松

2.1 药理作用

(1)抗炎作用。

(2)免疫抑制作用。

(3)抗毒素作用。

(4)抗休克作用。

(5)可使血中淋巴细胞、嗜酸性细胞、单核细胞减少。

(6)提高中枢神经系统的兴奋性。

2.2 临床作用

(1)替代疗法。

（2）自身免疫性疾病,防止器官移植的排斥反应和过敏性疾病。

（3）严重感染或炎症。

（4）休克。

（5）血液病。

（6）眼科疾病。

（7）皮肤疾病。

2.3 不良反应

（1）长期大剂量应用引起的反应。

（2）类肾上腺皮质功能亢进综合证。

（3）诱发或加重感染。

（4）消化系统并发症。

（5）骨质疏松、肌肉萎缩、伤口愈合迟缓。

（6）停药反应:医源性肾上腺皮质功能不全、反跳现象和停药症状。

3 钙剂——10%葡萄糖酸钙针

3.1 药理作用

预防和纠正电解质平衡失调,可维持神经肌肉的正常兴奋性,促进神经末梢分泌乙酰胆碱。

3.2 临床应用

（1）用于治疗低钙血症、钙缺乏。

（2）过敏性疾患。

（3）镁中毒时的解救。

（4）氟中毒时的解救。

（5）心脏复苏时应用。

3.3 不良反应

静脉注射可有全身发热、静注过快可产生心律失常甚至心跳停止、呕吐、恶心;可致高钙血症。

十三、纠正水电解质酸碱失衡药物

李 慧 余 勇

1 0.9%氯化钠注射液

1.1 药理作用

（1）正常人体内总钠量平均为 150ug，它是维持正常血液及细胞外液容量和渗透压的重要成分。

（2）血清钠浓度正常值为 135~145mmol/L，此正常值是维持细胞兴奋性、神经肌肉应激性的必要条件。

（3）钠还以 $NaHCO_3$ 形式构成体液缓冲碱，对调节体液的酸碱平衡具有重要作用。

1.2 临床作用

（1）低钠综合征：表现为身体虚弱，精神倦怠，表情淡漠，严重时可发生肌肉痉挛、循环障碍，重则昏迷、死亡。

（2）脱水或休克：严重脱水或出血可因血容量骤减导致休克，输入适量的生理盐水可起到扩容作用，纠正脱水和减缓休克症状。

（3）慢性肾上腺功能不全。

2 10%氯化钾注射液

2.1 药理作用

（1）正常人体内总钾量为 120ug，其中 2%存在于细胞外液，其余全部存在于细胞内。

（2）钾是人体细胞内的主要阳离子，是维持细胞内渗透压的主要成分。

（3）钾离子是维持神经肌肉兴奋性和心肌正常生理功能所必需的物质。

2.2 临床应用

（1）低钾血症　临床主要用于严重呕吐、腹泻、禁食，长期大量应用排钾利尿药或糖皮质激素等各种原因导致 K+摄入量不足、排出量增多或在体内分布异常引起的低钾血症。

（2）心律失常　用于防治强心苷药物中毒所致的快速型心律失常，如心动过速、室性期前收缩等。

2.3 不良反应

（1）胃肠反应　口服对胃肠刺激性较大，可引起恶心、呕吐、腹痛，甚至可引起胃肠溃疡、坏死等并发症。

（2）抑制心脏　诱发或加重房室传导阻滞，甚至心搏骤停。

（3）局部组织坏死　静脉滴注时，局部刺激血管内膜可引起疼痛。

3 口服补盐液

3.1 临床应用

主要用于腹泻和呕吐引起的急性脱水和电解质紊乱,尤其对急性腹泻脱水疗效显著,也常用于静脉补液后的维持治疗。

3.2 不良反应

常见恶心、呕吐、咽部不适、胸痛等以及高钠血症和水潴留。

4 5%碳酸氢钠注射液期

4.1 药理作用

碳酸氢钠属于弱碱性药物,口服或静脉滴注,均可给机体直接提供 HCO_3^-,通过 HCO_3^- 与血中 H+结合生成 H_2CO_3(H_2CO_3 是碳酸的化学名称),再分解成 CO_2 和 H_2O,使血液的 pH 升高,碱化了体液和尿液,纠正酸中毒。

4.2 临床应用

(1)代谢性酸中毒。治疗轻至中度代谢性酸中毒,以口服为宜;重度代谢性酸中毒应静脉滴注,如严重肾脏病、循环衰竭、心肺复苏等等。

(2)碱化血液、尿液。用于尿酸性肾结石的预防。

(3)高钾血症:可升高血液的 pH 值,K+在 pH 升高时由细胞外进入细胞内,从而使血钾降低。

(4)中和胃酸:口服治疗胃酸过多引起的临床症状。

4.3 不良反应

长期或大量使用可致代谢性碱中毒,并且钠负荷过高引起水肿,使用时间不宜过长、过快,剂量不宜过大。孕妇慎用。

5 乳酸钠林格注射液

5.1 药理作用

乳酸钠进入机体后,经肝脏氧化代谢生成碳酸氢钠。

5.2 临床应用

用于治疗代谢性酸中毒,因其作用不及碳酸氢钠迅速和稳定,现已较少用。

5.3 不良反应

(1)过量可导致代谢性碱中毒。

(2)对于伴有休克、缺氧、肝及心功能不全者不宜使用

6 复方氯化钠注射液(林格液)

6.1 药理作用

(1)复方氯化钠注射液即在生理盐水中加入氯化钾及氯化钙,又称为林格液。

(2)林格液比生理盐水成分完全,可代替生理盐水使用,以调节体液、电解质及酸碱平衡。

6.2 临床应用

(1)用于各种原因所致的失水,包括低渗性、等渗性和高渗性失水。

(2)因各种原因不能进食或进食少,给予补充每日生理需要量。

十四、凝血与抗凝血药

何　佳　段　玲

1 巴曲酶

1.1 药理作用

巴曲酶能增加血液中血小板数量，增强其聚集性和粘用性促使血小板释放凝血活性物质，缩短凝血时间，加速血块收室。尚可增强毛细血管抵抗力，降低毛细血管通透性，减少血液涉出。止血作用迅速，静脉注射后 1h 作用达高峰，作用维持 4~6h。

1.2 用法与用量

1、预防手术出血：术前 15~30min 静脉注射或肌内注射，每次 0.25~0.5g，必要时 2h 后再注射 0.25g，每日 0.5~15g。

2、治疗出血：成人，口服每次 0.5~1g。儿童，每次 10mg\kg 每天 3 次。肌内注射或静脉注射，也可与 5% 葡萄糖溶液或生理盐水混合静脉滴注，每次 0.25~0.75g，每日 2~3 次。

必要时可根据病情增加剂量。

1.3 不良反应

不良反应发生率较低，偶见过敏样反应。如出现此类情况，可按一般抗过敏处理方法，给予抗组胺药和(或)糖皮质激素及对症治疗。

1.4 禁忌证

(1)虽无关于血栓的报道，为安全考虑，有血栓病史者禁用。

(2)对本品或同类药品过敏者禁用。

1.5 注意事项

本品毒性低，但偶有报道静脉注射时可发生休克。

2 凝血酶

2.1 药理作用

凝血酶(Thrombin)可促使纤维蛋白原转化为纤维蛋白，有局部止血作用。

2.2 适应证

可用于手术中不易结扎的小血管止血、消化道出血及创伤出血等。

2.3 用法与用量

(1)局部出血：以干燥粉末或灭菌氯化钠溶液(50~250U/mL)洒或喷雾于创伤表面。

(2)消化道出血：以溶液(10~100U/mL)口服或局部灌注。

2.4 不良反应

(1)偶可致过敏反应，应及时停药。

(2)外科止血中应用本品曾有致低热反应的报道。

2.5 禁忌证

对本品有过敏史者禁用。

2.6 注意事项

严禁注射,不得与酸碱及重金属等药物配伍。本品必须直接与创面接触才能起止血作用,如出现过敏症状应立即停药。10℃以下贮存。

3 肝素

3.1 药理作用

(1)肝素在体内外均有抗凝血作用,可延长凝血时间、凝血酶原时间和凝血酶时间。现认为肝素通过激活抗凝血酶Ⅲ而发挥抗凝血作用。

(2)肝素在体内还有降血脂作用,这是由于它能活化和释放脂蛋白脂酶,使乳糜微粒的三酰甘油与低密度脂蛋白水解。

(3)口服无效,须注射给药。静脉注射后在血内均匀分布于白细胞和血浆,很快进入组织、胎盘和乳汁。

3.2 适应证

(1)防治血栓形成和栓塞,如心肌梗死、肺栓塞、血栓性静脉炎及术后血栓形成等。

(2)治疗各种原因引起的弥散性血管内凝血(DIC),如细菌性脓毒血症、胎盘早期剥离、恶性肿瘤细胞溶解所致的DIC,早期应用可防止纤维蛋白原和凝血因子的消耗。

(3)其他体内外抗凝血,如心导管检查、心脏手术体外循环、血液透析等。

3.3 用法与用量

(1)静脉滴注,成人首剂 5000U 加入 100ml5%~10%葡萄糖溶液或 0.9%氯化钠注射液中,30~60min 内滴完。需要时可每隔 4~6h 重复滴注 1 次,每次 5000U,总量可达每天 25000U。为维持恒定的血药浓度,也可以每 24h10000~20000U 加于 1000ml5%葡萄糖注射液或 0.9%氯化钠注射液中静脉滴注,速度 20 滴/min。用于体外循环时为 375U/kg,体外循环超过 1h 者,每千克体重加 125U。

(2)静脉或深部肌内注射(或皮下注射)每次 5000~10000U。

3.4 不良反应

(1)主要不良反应是用药过多可致自发性出血,故每次注射前应测定凝血时间。如注射后引起严重出血,可静注鱼精蛋白进行急救(1mg 鱼精蛋白可中和 100U 肝素)。

(2)偶可引起过敏反应及血小板减少,常发生在用药初 5~9d,故开始治疗 1 个月内应定期监测血小板计数。偶见一次性脱发和腹泻。

(3)尚可引起骨质疏松和自发性骨折,可引起抗凝血酶Ⅲ耗竭而血栓形成倾向。

3.5 禁忌证

对肝素过敏、有自发出血倾向者、血液凝固迟缓者(如血友病、紫癜、血小板减少)、溃疡病、创伤、产后出血者及严重肾功能不全者禁用。

3.6 注意事项

(1)用药过量可致自发性出血,表现为黏膜出血、血尿、消化道出血、关节积血和伤口出血等,故用药期间应测定提血时间或活化部分凝血活酶时间(APTT),凝血时间>30min 或 APTT>100s,均表明用药过量。发现自发性出血应立即停药。严重出血可静脉注射硫酸鱼精蛋白注射液中和肝素钠,注射速度以每分钟不超过 20mg 或在 10min 内注射 50mg 为宜。通常 1ml 鱼精蛋白在体内能中和 100U 肝素钠。

(2)偶有过敏反应,如哮喘、荨麻疹、结膜炎和发热等。长期用药可致脱发和短暂的可逆性秃头症、骨质疏松和自发性骨折。尚见短暂的血小板减少症。

(3)对肝素钠过敏、有出血倾向及凝血机制障碍者,血小板减少症、血友病、消化性溃疡、严重高血压、颅内出血、细菌性心内膜炎、活动性结核、先兆流产或产后、内脏肿瘤、外伤及手术后等,均禁用肝素钠。妊娠妇女仅在有明确适应证时,方可用肝素钠。

(4)肌内注射或皮下注射刺激性较大,应选用细针头做深部肌肉或皮下脂肪组织内注射。

4 尿激酶

4.1 药理作用

尿激酶为一溶血栓药,本品可直接使纤维蛋白溶酶原转变为纤维蛋白溶酶,从而水解纤维蛋白,因而可溶解血栓。它对新鲜血栓效果较好。

4.2 适应证

用于急性心肌梗死、肺栓塞、急性脑血栓形成和脑血管栓塞、周围动脉或静脉栓塞、视网膜动脉或静脉栓塞等,也可用于眼部炎症、创伤性组织水肿、血肿等。

4.3 用法与用量

使用前加灭菌注射用水适量溶解。急性心肌梗死:每次(50~150)万 U,溶于 0.9%氯化钠注射液或 5%葡萄糖注射液 50~100ml 中静脉滴注,或(20~100)万 U 溶于 0.9%氯化钠或 5%葡萄糖注射液 20~60ml 中冠状动脉内灌注。急性脑血栓和脑栓塞及外周动静脉血栓:每天(2~4)万 U,1 次或分 2 次给药,溶于 20~40ml 0.9%氯化钠注射液中静脉注射,或溶于 5%葡萄糖氯化钠注射液 500ml 中静脉滴注。疗程一般为 7~10d,剂量可根据病情调节。

4.4 不良反应

(1)本品临床最常见的不良反应是出血倾向,以注射或穿刺局部血肿最为常见。其次为组织内出血,多轻微,严重者可致脑出血。

(2)本品用于冠状动脉再通溶栓时,常伴随血管再通后出现房性或室性心律失常,发生率较高,需严密进行心电监护。

4.5 禁忌证

(1)下列情况的患者禁用本品:急性内脏出血、急性颅内出血、陈旧性脑梗死、近 2 个月内进行过颅内或脊髓内外科手术、颅内肿瘤、动静脉畸形或动脉瘤、血液凝固异常、严重高血压等。

(2)相对禁忌证包括延长的心肺复苏术、严重高血压、近 4 周内的外伤、3 周内手术或组织穿刺、妊娠、分娩后 10d、活跃性溃疡病及重症肝疾病等。

4.6 注意事项

本品溶解后应立即使用,严禁用酸性液稀释,以免药效下降。

第三部分　急诊科常用抢救技术

一、心肺复苏术

打史拉措　陈春海

心肺复苏(简称 CPR)是针对呼吸、心搏停止的患者采取的抢救措施,即应用胸外按压或其他的方法形成暂时的人工循环,恢复患者心脏的自主搏动和血液循环,达到复苏和挽救生命的目的。心肺复苏的成功率与抢救是否及时、有效有直接关系,心搏骤停发生后应立即实施心肺复苏及尽早除颤,以提高复苏成功率。

1 使用范围

1.1 适应证

各种原因造成的心脏骤停(包括外伤、疾病、中毒、意外、低温、淹溺和电击等)。

1.2 禁忌证

在实施体外心肺复苏(ECPR)的时候,需要快速评估患者是否有体外膜肺氧合禁忌证,如果患者存在以下情况不建议选择 ECPR 治疗。

(1)心搏骤停前意识状态严重受损。

(2)多器官功能障碍。

(3)创伤性出血无法控制,消化道大出血,活动性颅内出血。

(4)有明确拒绝心肺复苏意愿。

(5)左心室血栓。

(6)严重主动脉瓣关闭不全。

1.3 相对禁忌证

(1)主动脉夹层伴心包积液。

(2)严重的周围动脉疾病。

(3)严重的脓毒症。

(4)心搏骤停时间超过 60min。

2 操作流程与步骤

(1)物品准备:呼吸器囊、复苏板、脚踏凳、除颤仪、电筒、弯盘、纱布、听诊器。

(2)病人准备:将患者去枕平于硬板床上、平地上或背部垫复苏板,头颈躯干位与同一直线。

(3)评估环境:评估现场环境安全后进行操作。

(4)评估患者:

①判断患者反应:用双手轻拍患者的双肩,在两侧耳边大声呼唤患者无反应。确认患者意识丧失,没有呼吸或者是无效呼吸。

②判断颈动脉搏动:颈动脉的位置于气管与颈部胸锁乳突肌之间的沟内。一个食指和中指并拢,置于患者气管的正中位置,男性可先触及喉结,然后向一旁滑移2~3cm,至胸锁乳突肌内侧缘凹陷处,此处能触摸到颈动脉的搏动。

③呼救并记录时间。

(5)进行胸外按压:

①体位:将患者去枕平于硬板床上、平地上或背部垫复苏板,头颈躯干位于同一直线,松解衣领及裤腰带,充分暴露胸部。

②定位:胸骨中下1/3交界处,即两乳头连线胸骨水平。

③按压方法:双手掌根重叠,十指向上方翘起,双臂伸直利用自身的重力垂直向下按压。按压深度大于或等于5cm,每次按压后要保证胸廓充分的回弹,按压与放松时间为1:1,按压频率大于100次/min,按压与人工呼吸比为30:2。

④开放气道:给患者头偏向一侧,迅速清除口鼻腔内异物及分泌物保持呼吸道的通畅,如有异齿者应取出。开放气道,一般采取仰头抬颌法(一只手的手掌小鱼际置于患者的额头,用力适中下压前额部,使头部后仰,另一只手食指和中指在下颌的下方,将颌部向前抬起使头部后仰,头部后仰的程度以下颌角与耳垂间连线以地面垂直为度)。

⑤人工呼吸:取单层纱布覆盖患者口部口对口吹气,一手捏住患者的鼻子,双唇包严患者的口部进行吹气2次,吹气完毕,松开鼻子。吹气有效,口鼻无漏气,胸廓隆起。

3 注意事项

(1)胸外心脏按压只能在患者心搏停止的情况下才能实施。

(2)评估患者大动脉搏动时间控制在5~10s内。

(3)按压的位置要准确,按压时要保证胸廓充分的回弹,减少按压中断时间。将中断时间控制在10s以内。

(4)实施心肺复苏时必须将患者躺在硬板上,理顺肢体,松解衣领及裤腰带,充分暴露胸部。

(5)触诊颈动脉搏动时间至少5s,但不超过10s。

二、简易呼吸气囊

打史拉措 和世兰

简易呼吸气囊又称加压给氧气囊（AMBU），是进行人工通气的简易工具,其借助器械加压进行人工呼吸,与口对口呼吸比较有供氧浓度高、操作简单的优点。尤其是病情危急,来不及行气管插管时,可利用加压面罩直接给氧,使病人得到充分氧气供应,改善组织缺氧状况。

1 使用范围

1.1 适应证

(1)患者无自主呼吸或呼吸微弱且不规则时使用。

(2)心肺复苏时提供正压通气。

(3)各种中毒、电解质紊乱所致的呼吸抑制。

(4)气管插管前后辅助通气。

(5)途中、现场或是临时替代呼吸机进行人工通气。

(6)临时替代呼吸机遇到呼吸机障碍、停电等特殊情况。

1.2 禁忌证

(1)面部软组织损伤严重的病人。

(2)颌面部严重骨折病人。

(3)中等以上活动性咯血病人。

(4)大量胸腔有积液病人。

2 操作流程与步骤

2.1 用物准备

简易呼吸器、合适的面罩、口咽通气管、负压吸引器、氧气管、纱布、手消液、护理记录单。

2.2 患者准备

(1)向患者及家属解释并取得同意,安慰家属。

(2)放平床头,协助病人取去枕平卧,头后仰位。

2.3 操作方法

(1)评估：

①呼叫患者并判断是否呼吸停止或微弱。

②清除口腔内的分泌物,若分泌物较多,给予负压吸引器吸引。

③取下义齿,背部垫枕头给予开放气道,必要时放置口咽通气管。

④根据患者的脸型和面部大小选择型号合适的面罩,以充分罩住患者的口鼻为佳。

⑤检查呼吸气囊是否完好,有无破损。阀门连接是否紧密,有无漏气,在应急状态,连接氧源,氧流量调至 8~10L/min。

（2）开放气道:抢救者站于病人的头部后取下床头栏。

①采取仰头抬颏法(一只手掌小鱼际置于患者的额头,用力适中下压前额部,推动使其头部后仰,另一只手食指和中指在下颌的下方,将颌部向前抬起使头部后仰,头部后仰的程度以下颌角与耳垂间连线以地面垂直为度)。

②疑有头部及颈椎损伤者采取推举下颌法(将双手分别置于患者的头部两侧,双肘置于患者仰卧的平面上,双手手指置病人下颌角下方,并用力提起下颌,使下颌前移。若病人双唇紧闭时,可用拇指推开患者下唇)。

③对昏迷患者,如仰头抬颏法或推举下颌法不成功,则可使用口咽通气管来保持气道通畅。

2.4 呼吸气囊应用

（1）面罩罩住病人口鼻正确使用"EC"手法固定面罩。

（2）单人操作:单人使用时抢救者位于患者头部正上方,左手拇指和食指分别放在面罩一侧形成"C"形,将面罩紧密置于患者面部,面罩狭窄处置予患者的鼻梁处,中指、无名指和小指分别放在患者下颌角处开放气道,形成"E"形提起下颌角,并保持面部与面罩紧贴。用右手挤压气囊,通气量为每次 400~600mL,挤压频率成人 8~10 次/min,儿童或婴儿 12~20 次/min。

（3）双人操作:一人站于患者头部正上方,使用"EC"手法,提气下颌开放气道,并固定面罩于患者面部。另一人站于患者身体一侧,双手有规律的挤压气囊,通气量为每次 400~600mL,挤压频率成人 8~10 次/min,儿童或婴儿 12~20 次/min。

（4）密切感觉患者呼吸时有无气流,观察患者胸廓是否随着呼吸气囊的挤压而起伏,听有无呼吸音,观察有无气道梗阻及呼吸有无呼吸形态。若呼吸恢复则停止人工呼吸。

3 观察要点与注意事项

（1）挤压球囊时应根据气囊的容量,患者病情、体质、年龄等来决定,通气量一般以见到胸廓起伏为准,大约为 400~600mL。

（2）如成人患者有脉搏,每 5~6s 给予 1 次呼吸(10~12 次/min);如没有脉搏,使用 30:2 的比例进行按压——通气;如建立高级气道,则每 6s 进行一次人工通气,即每分钟 10 次通气。如患者有微弱呼吸,应与患者的呼吸协调一致,应注意挤压的频次及患者呼吸协调,尽量在患者吸气时挤压气囊,避免患者呼气时挤压气囊。

（3）在使用过程中,应密切观察患者对呼吸器囊的适应性、胸腹起伏情况、通气效果、皮肤颜色、听诊呼吸音、生命体征、氧饱和度等参数。

（4）经由面罩透明部分观察患者口唇与面部发绀减轻;在呼气时,观察面罩内有雾气产生。

（5）选择合适的呼吸气囊和面罩,以便得到最佳的使用效果。

（6）使用时注意掌握潮气量,呼吸频率,送气时间等(送气时间持续至少 1s)。

（7）简易呼吸气囊使用时间不宜太长,时间太长易通气不足,必须及时气管插管。

4 检查呼吸气囊完好方法

（1）挤压球体,球体易被挤压,弹性好,球囊完好。

（2）挤压球体,查看鸭嘴阀一开一合,鸭嘴阀完好。

（3）关闭压力安全阀,堵住出气口,挤压球体,球体挤压不下,进气阀完好。

（4）打开压力安全阀,挤压球体,有气体从压力安全阀溢出,压力安全阀完好。

（5）连接氧气开氧流量,储氧袋充盈,储氧袋完好。

（6）断开氧气,挤压充盈的储氧袋,气体由储氧安全阀溢出,储氧安全阀完好。

三、气管插管的配合

打史拉措　白丽仙

气管内插管术指将一种特制的导管通过病人口腔或鼻腔通过声门直接插入气管内。气管内插管建立的人工气道是抢救心搏、呼吸骤停、呼吸抑制、呼吸肌麻痹等病人最有效的方法。目的为清除呼吸道分泌物及异物,解除上呼吸道梗阻,进行人工呼吸,增加肺部有效通气量,减少气道阻力和无效腔,为气道雾化和湿化提供条件。对抢救病人生命降低死亡率起到至关重要的作用。临床上分为可视插管及盲插管。

1 使用范围

1.1 适应证

(1)呼吸心跳停止行心脑复苏者。

(2)各种原因引起的呼吸衰竭需要有创机械通气者。

(3)防止呼吸道分泌物流入气管,需要随时吸除分泌物及气管内痰液的患者。

(4)呼吸道分泌物不能自行咳出,需直接清除及吸出气管内痰液患者。

(5)误吸患者插管吸引,必要时作肺泡冲洗术者。

(6)气道堵塞需要抢救的患者。

1.2 禁忌证

气管插管没有绝对的禁忌证,但当病人有下列情况时应慎重操作:

(1)喉头水肿及急性喉炎、黏膜下血肿等。

(2)插管创伤引起的严重出血。

(3)颈椎骨折或脱位者。

(4)肿瘤压迫及侵犯气管壁,插管可能导致血管破裂者。

(5)面部有骨折患者。

(6)会厌炎。

2 操作流程与步骤

1.1 物品准备

喉镜镜片(成人、儿童、幼儿三种规格)、不同型号带气囊的气管导管、导丝、注射器、牙垫、固定胶布、气囊压力表、简易呼吸气囊、负压吸引器、吸痰管、听诊器、无菌手套、手消液、护理记录单等。

1.2 检查用物

导管气囊是否漏气,气管导管是否堵塞,喉镜灯泡是否松动,喉镜亮度是否正常。

1.3 评估患者

(1)对患者及家属进行解释,并取得同意,对清醒的患者进行安抚取得患者的配合。

（2）放平床头,给予患者取去枕仰卧位。

（3）评估缺氧状况,及时给予面罩氧气吸入,若患者无自主呼吸或呼吸微弱则使用简易式呼吸气囊连接氧气辅助呼吸,及时清除口腔内分泌物,痰液较多时给予吸痰,并取下活动义齿。

1.4 气管插管型号的选择

成年女性常用内径(ID)7.0~7.5 号的导管(F=ID×4+20)号;成年男性常用内径(ID)7.5~8.0 号的导管;大于 1 岁儿童导管内径(ID)=年龄/4+4;新生儿:千克体重/2+2。气管导管的选择应根据患者的性别、身高、体重等因素决定,紧急情况下无论男女都可选用 7.5。

1.5 气管插管置入深度

（1）导管尖端在气管的中下段,距气管隆山脊 3~5cm。

（2）成人:插入深度 22~24cm,经鼻插管深度 24~28cm。

（3）儿童:年龄(岁)/2+12cm。

（4）新生儿:公斤体重+6cm。

1.6 医护配合

（1）插管前检查并备齐所需要的物品,保证其应急备用状态良好。

（2）医生根据患者病情明确插管指征,选择好导管、喉镜叶片的型号、导丝并告知护士,护士准备好插管所需物品至床旁处于备用状态。

（3）患者体位: 护士帮助患者平卧位,可将患者背部垫高 10cm,使头向后仰,使上呼吸道保持在同一直线。护士站于病人的头部正上方。护士摆好体位后,用吸引器接一次性吸痰管吸净口腔、鼻腔及咽喉部分泌物。

（4）气管插管:医生安装好喉镜叶片,位于患者头部正上方,右手打开患者的口唇及上下门齿,左手持喉镜从患者的右侧口角进入口腔,轻轻向左推开舌体后居中,将喉镜镜片慢慢推进暴露悬雍垂,喉镜抵达舌根部,稍上提喉镜,暴露会厌和声门。右手持气管导管将气管导管尖端沿着喉镜对准声门,边旋转边轻轻插入气管内,迅速拔出管芯再将导管插入,根据情况调整导管的深度,听诊双肺呼吸音是否对称。确认导管插入气管后放置牙垫,退出喉镜给予固定。

（5）插管过程当中护士要随时查看心电监护上患者的生命体征:呼吸、氧饱和度、心率及心律。有心搏骤停、心律失常、氧饱和度过低时应立即通知医生停止插管进行抢救。

（6）护士在一旁协助固定体位,并随时做好吸引的准备。如有分泌物用吸痰管充分吸引,协助医生拔出管芯,插管成功后护士立即用复苏囊连接气管导管加压给氧,或连接呼吸机协助医生调节好各项参数。将患者的头放平,或协助头稍微后仰,减轻导管对咽喉的压迫。

（7）做好患者及家属的心理护理。整理好用物,消毒好喉镜,补齐用物,处于应急备用状态。

3 观察要点与提示

（1）插管时动作轻柔,避免不必要的损伤,如果病情允许尽早拔管。导管固定要牢固,避免随呼吸上下滑动而损伤气管黏膜。

（2）烦躁,谵妄患者遵医嘱给予充分的镇静,必要时给予约束带约束。

（3）1~2h 转动变换头部,避免导管对咽喉的压迫。

（4）定期检查气管导管距门齿的深度,定期检测气囊压力,维持在 25~35cmH$_2$0。一旦气管脱出立即通知医生重新插入。

（5）气囊护理：为防止气囊对黏膜长时间压迫，使之产生气管黏膜糜烂、气管的狭窄、气管食管瘘等，应每3~4h将气囊气体放掉3~5min，放气前后先吸净口鼻腔、导管旁分泌物。

（6）保持呼吸道的通畅，按需及时给予吸痰，吸痰时动作轻柔，每次吸痰时间<15s，吸痰时观察吸痰管进入是否顺畅，防止滑脱及插入过深造成单侧通气。同时观察患者肺部的情况有无并发症。

（7）做口腔护理时，要检查门齿有无松动、口腔黏膜、牙龈有无出血、口腔内有无感染的情况。妥善固定气管导管，防止导管滑脱及移位。

四、机械通气

赵春仙　涂赏丽

机械通气是采用机械装置来代替、控制或改变自主呼吸运动的一种通气方式,可帮助不能维持有效自主呼吸的患者保持气道通畅、改善通气和氧合、防止机体缺氧和二氧化碳蓄积,为实现进一步抢救和治疗基础疾病的时间。同时,机械通气少了患者的呼吸做功,呼气末正压等治疗方法的应用可防止肺不张,有利于患者呼吸功能的恢复。根据是否通过建立人工气道给予机械通气,可分为有创机械通气和无创机械通气。无创机械通气不需要建立人工气道,仅需要通过鼻/面罩等方法辅助患者呼吸,在合适的病例中应用可减少急性呼吸衰竭患者的气管插管或气管切开,并减少相应的并发症、改善预后;也可减少慢性呼吸衰竭患者对呼吸机的依赖,减少患者的痛苦和医疗费用,提高生活质量。因无创机械通气存在程度不等的漏气现象,不利于气道分泌物引流,临床主要应用于意识状态较好的轻、中度呼吸衰竭患者,或自主呼吸功能有所恢复、从有创通气撤离的呼吸衰竭患者。而有意识障碍、有并发症或多器官功能损害的严重呼吸衰竭患者仍应选择有创机械通气。因此,有创通气和无创通气两者相互补充,而不是相互替代。

1 适应证

机械通气的适应证包括任何原因所导致的低氧血症通气不足或呼吸功能增加。它可以包括以下患者:

(1)慢性阻塞性肺疾病（COPD）慢性呼吸衰竭急性恶化合理氧疗后,pH 值<7.20。PaO<50 mmHg,PaCO$_2$>75 mmHg;潮气量<200mL,呼吸频率 35 次/min;有早期肺部改变。

(2)支气管哮喘持续状态常规治疗后,出现下述情况之一:呼吸抑制,神志不清;呼吸肌疲劳现象;PaO$_2$ 逐渐下降且<60mmHg,SaO$_2$≤90%,PaCO$_2$ 逐渐上升且>45mg;血 pH 值<7.25。

(3)急性呼吸窘迫综合征（ARDS）经数小时高浓度（60%）氧疗后 PaO$_2$ 仍<60mmHg 或 PaO$_2$ 在 60mmHg 以上,但合并呼吸性酸中毒。

(4)头部创伤、神经肌肉疾患引起的呼吸衰竭。

(5)因镇静剂过量等导致呼吸中枢抑制而引起的呼吸衰竭吸氧后改善不理想,或呼吸频率 30~40 次/min,咳嗽反射减弱、咳痰无力时。

(6)心肌梗死或充血性心力衰竭合并呼吸衰竭吸氧浓度已达 60%以上,PaO$_2$ 仍 <60mmHg。

(7)用于预防性通气治疗开胸手术、败血症、休克或严重外伤。

2 禁忌证

有创机械通气无绝对禁忌证,但病人出现下列情况时可能会导致病情加重:

(1)气胸及纵隔气肿未行引流。

(2)肺大疱和肺囊肿。

(3)低血容量性休克未补充血容量。

(4)严重 DIC 有出血倾向、大咯血、呼吸道积血等肺出血症状。

(5)气管-食管瘘。

(6)急性心肌梗死合并严重心源性休克或心律失常者等。

但在出现致命性通气和/或氧合障碍时,应积极处理原发病,同时不失时机地应用机械通气。

3 操作流程及步骤

(1)核对医嘱及患者。

(2)向患者解释操作目的及方法,取得合作。

(3)评估患者气道情况、人工气道类型(经鼻或经口气管插管、气管切开)。

(4)洗手、戴口罩。

(5)准备用物(500mL 灭菌注射用水、小红桶及含氯消毒剂 500mg、气囊压力表、牙垫、气管插管固定胶布),并检查其有效期。

(6)呼吸机在使用前应检查其工作性能及运作情况,医生用模拟肺与呼吸机连接进行试通气,确认呼吸机无异常。

(7)检查压缩空气气源和氧气气源,开启主机开关,医生根据患者病情、体重、性别预设呼吸模式及各参数等,调整参数报的上下限,如潮气量、分钟通气量、气道压等,保证呼吸机处于完好备用状态。

(8)向患者解释使用呼吸机的目的及安全性,建立有效静脉通路,根据情况双手适当约束。

(9)正确连接呼吸机管路与患者的人工气道,听诊两侧肺部呼吸音是否对称,用蝶形胶布有效固定气管插管,开启加温装置并加入灭菌注射用水至标记线内,评估气道情况,选择合适温度。

(10)用呼吸机管路定架妥善固定呼吸机管路,防止牵拉,使呼吸机管路低于人工气道,且回路端的集水罐处于最低位置,以进行有效的冷凝水引流。呼吸机管路保接紧密,无漏气。

(11)使用呼吸机后监测动脉血气分析,严密监测各项生命体征的变化,尤其是氧和、呼吸等情况。

(12)保持呼吸道通畅,按需吸痰,吸痰前后常规予纯氧吸入 2min 。

(13)清醒患者,宣教人工气道的重要性,并将呼叫器交给患者。

(14)告知患者操作已完毕,整理床单,收拾用物。

(15)洗手,准确记录呼吸机参数,密切观察呼吸机的工作状态,确保其正常运行,医生调整呼吸机参数后及时记录。

(16)心理护理:清醒患者,进行健康宣教,采取有效的交流方式和示意方法,如写字板、认字板、图示,方便患者表达自己的想法和要求,实现护患间的有效沟通。

4 观察要点与提示

(1)预防 VAP 发生,患者如无特殊体位要求,床头应抬高≥30°~45°;加强对镇静的评估,避免镇静过浅或过深,吸痰时严格无菌操作;加强口腔护理等。

(2)定时评估气道情况、湿化罐温度。合理温湿化,利于痰液引流。

(3)根据气管导管型号,选择合适的吸管,保持呼吸通道及时吸净气道及口鼻腔分泌物,同时结合肺部物理治疗。

(4)患者自主呼吸与呼吸机对抗,及时查找原因,调整呼吸模式,必要时给予镇静剂或肌松剂。

(5)评估患者情况,适当给予镇静、镇痛,减少患者不适,预防患者意外拔管。

(6)熟练掌握呼吸机各种报警原因及处理方法。

五、电除颤术

赵春仙　甄发娟

1 定义

电除颤是利用高能量的脉冲电流,在其瞬间通过心脏,使全部或大部分心肌细胞短时间内同时除极,抑制心肌异位兴奋性,使心脏中心律性最高的窦房结发放冲动,重新主导心脏的节律,恢复窦性心律的过程。因为心脏具有兴奋性、传导性和自律性,用较强脉冲电流通过心脏来消除心律失常,使之恢复窦性心律。

1 适应证

心室颤动、心室扑动,此时心脏无整体有效收缩,血液循环停止,是电复律的绝对指征,应立即予以非同步电除颤。室性心动过速、阵发性室上性心动过速、心房扑动、心房颤动应立即给予同步电除颤。

2 禁忌证

(1)风心病严重瓣膜病和巨大左心房,心脏明显增大、心功能极差的患者,转复率低且复律过程出现并发症多。

(2)心房颤动持续5年以上患者,转复率低,且需复律功率高,并发症多。

(3)冠心病、心肌病患者,心室率缓慢(小于60次/min)或有房室传导阻滞者。完全性房室传导阻滞,有时会发生室速诱发阿-斯综合征,在安装起搏器后才能复律。

(4)病态窦房结综合征除非发生异常快速的心律失常,才考虑电复律,但必须在有预先安装好起搏器条件下进行。

(5)洋地黄中毒引起心律失常,或严重水与电解质紊乱、酸碱中毒等,特别是低血钾都不宜电复律。

(6)病毒性心肌炎急性期以及风湿活动期伴快速心律失常者。

(7)除以上患者外,能扪及脉搏的心电图分析提示心室静止、无脉性活动者。

3 操作流程与步骤

3.1 准备

物品准备处于应急状态的除颤仪、导电膏、生理盐水、大纱块、简易呼吸气囊、吸氧面罩、吸痰仪器,其余急救药品的物品、记录单、消毒液。

3.2 患者准备

将患者去枕平卧于床上,去除身上金属挂件、饰品及导电物品,松开衣扣,暴露胸部并将左上肢外展90°,保持除颤部位皮肤干燥,如汗液较多则拿大纱块擦拭。了解患者是否安装心脏起搏器。

3.3 评估

了解患者病情状况、神志、合作程度,心电监护及心电图情况,心律失常类型,是否符合除颤适应证。

3.4 操作流程

(1)电极板均匀旋转涂抹导电糊,或垫 4~6 层盐水纱垫。

(2)开机,选择能量,机器默认为"非同步"状态,成人心室颤动或光脉室性心动过速慢用单相波的能量为 360J,双相波为 120~200J。儿童则每公斤体重 2J,第二次增加到 4J/kg。

(3)电极板安放位置:①Sternum 电极板置于患者右上胸壁(锁骨下方)或 2~3 肋间(心尖部)。②Apex 电极板置于患者左乳头外侧下方或心尖部,电极板贴紧患者皮肤并稍加压,压力约 5kg。

(4)再次观察心电示波器,确认需要除颤。

(5)充电:术者拇指按压充电钮,充电结束后高喊"大家让开"并查看自己与病床周围,确保旁人无直接或间接与病床或患者接触。

(6)放电:操作者两臂伸直固定电极板。自己身体离开床边,确认充电至所需能量,双手同时按压放电技钮。除颤三部曲:①我准备好了。②大家准备好了吗? ③我除颤了。

(7)放电后立即开始从胸外心脏按压开始的 5 周期 CPR。

(8)评价:观察除颤的效果,观察心电示波,了解除颤效果,必要时再次准备除颤。

(9)继续心电监护,密切观察患者病情变化,给予进一步生命支持。

(10)安置患者:擦拭患者身上的导电糊,检查皮肤有无红肿、灼伤,为患者摆舒适体位。

(11)整理仪器及用物:擦净电极板上的导电糊,仪器及用物长期置于完好备用状态。

(12)洗手,记录。

4 观察要点与提示

(1)除颤前确定患者除颤部位无多汗、无多毛、无敷料,若患者已安装起搏器,电极板须离起搏器至少 10cm。操作者手上、电极板之间的胸壁上、电极板手柄上切勿粘上导电糊。放电前确定所有人员与患者无直接或间接接触。

(2)涂擦导电糊切记勿两个电极板进行相互摩擦。

(3)电极板位置放置正确,左、右手切勿拿反,两电极板之间距离至少 10cm,已充电的两电极板绝不能对碰。

(4)消瘦且肋间隙明显凹陷,导致电极与皮肤接触不良者,应用多层盐水纱布,改善皮肤与电极的接触。

(5)两个电极板之间要保持干燥,避免由于导电糊、盐水或汗水相连造成短路。

(6)除颤时电极板紧贴皮肤,施加 5kg 的压力,保证导电良好及除颤效果,防止被电灼伤。操作者身体不能与患者及病床接触,不能与金属物品接触,双手及脚下保持干燥。

(7)抢救后电极板进行清洁与线路整理,并使除颤仪处于完好备用状态。

(8)复律后,患者应绝对卧床 1~2d,清醒后 2h 内避免进食。

(9)并发症及处理:

①皮肤灼伤:多因电极板按压不紧或导电糊涂抹不均匀或太少导致。清洁局部皮肤后,外涂烫伤膏,保持皮肤清洁干燥,避免摩擦,防止皮肤破损,加强换药。

②心肌损伤:由于电击时电流对心肌直接作用,少数患者造成不同程度心肌损伤,心电图上提示 ST-T 变化,可持续数天,多在 5~7d 后恢复,无须特殊处理。

③高钾血症:电击后可造成肋间肌电损伤,可释放钾而导致高钾血症。

④低血压:使用高能量放电时容易出现,不需特殊处理,平卧休息数小时后可自行恢复。

⑤心律失常:以各种期前收缩最多见,历时短暂,一般不需处理;若为严重的室性期前收缩并持续不退者,应用抗心律失常药物治疗。

⑥急性肺水肿:多发生于左心功能不全患者,按急性左心衰患者处理流程进行处理。

⑦栓塞:因心腔内新形成栓子脱落造成,多在电除颤 24~48h 或 2 周后发生。此类患者应对症治疗。

六、洗胃技术

蔡丽萍　余香云

洗胃术即洗胃法,是指将一定成分的液体灌入胃腔内,混合胃内容物后再抽出,如此反复多次。其目的是为了清除胃内未被吸收的毒物或清洁胃腔,为胃部手术、检查做准备。对于急性中毒,如吞服有机磷、无机磷、生物碱、巴比妥类药物等,洗胃是一项极其重要的抢救措施。洗胃术有催吐洗胃术、胃管洗胃术、剖腹胃造口洗胃术 3 种。

1 目的

(1)解毒:清除胃内毒物或其他有害物质,还可利用不同的灌洗液进行中和解毒,适用于急性中毒。服毒后 6h 内洗胃最有效。

(2)减轻胃黏膜水肿:洗出胃内潴留的食物,减轻潴留物对胃黏膜的刺激,从而减轻胃黏膜的水肿与炎症。

(3)某些手术或检查前准备。

2 洗胃技术的适用范围

洗胃是清除胃中有害物质的治疗手段之一,凡经口摄入各种有毒物质,如农药、过量药物、食物中毒者,要想迅速清除毒物,均应尽早尽快采取洗胃措施;非腐蚀性毒物中毒,如有机磷、安眠药、重金属、生物碱以及食物中毒,治疗完全或者不完全性幽门梗阻,急、慢性胃扩张者都可以洗胃。

3 洗胃的禁忌证

(1)强酸、碱及其他对消化道有明显腐蚀作用的毒物中毒。

(2)伴有上消化道出血、食道静脉曲张、主动脉瘤、严重心脏疾病等病人。

(3)中毒诱发惊厥、抽搐未控制者。

(4)乙醇中毒等呕吐反射亢进,易发生误吸者慎用。

4 洗胃技术操作流程

4.1 评估

(1)了解病情、意识,服毒物的名称、剂量及时间。

(2)了解患者口鼻皮肤及黏膜情况。

(3)安抚患者,解释洗胃的目的和方法,取得合作。

4.2 准备

(1)检查洗胃机的性能及管道连接是否正确。

(2)洗手、戴口罩及手套。

(3)根据病情准备用物及洗胃液。

4.3 操作流程

（1）物品准备，治疗盘内有乳胶胃管、镊子、液状石蜡、纱布、弯盘、注射器、棉签、压舌板、开口器、牙垫、听诊器等。洗胃机连接管路，接通电源，打开开关。

（2）病人取左侧卧位，意识障碍患者取去枕平卧头偏向一侧，胸前垫防水布，弯盘放于病人的口角处。

（3）测量胃管长度：前额发际致剑突（45~55cm）将消毒的胃管前端涂液状石蜡后左手用纱布捏着胃管，右手用纱布裹住胃管 5~6cm 处，自鼻腔或口腔缓缓插入。当胃管插入 14~16cm（咽喉部）时，嘱病人做吞咽动作。

（4）如患者不能配合时则可用开口器撑开上下牙列，或置牙垫等，切不可勉强用力。

（5）在插入胃管过程中如遇病人剧烈呛咳、呼吸困难、面色发绀，应立即拔出胃管，休息片刻后再插，避免误入气管。

（6）昏迷患者洗胃时，采用去枕平卧，头偏向一侧，防止分泌物误吸，而引起窒息。

（7）为证实胃管已进入胃内的三种方法：

①注射器接于导管末端回抽，看是否可抽出胃液。

②将导管末端放入盛有凉开水或生理盐水的碗中，看有无气泡溢出。

③用注射器注入 10~20mL 空气于胃管内将听诊器放在病人上腹部，听诊有无气过水声。

（8）连接洗胃机，按开始键对胃进行自动冲洗，反复冲洗至洗出液澄清为止。

（9）洗胃完毕，关闭开始键，断开胃管与洗胃机连接管，查腹部情况，反折胃管后拔出，防止管内液体误入气管。

（10）用后物品处置。清理洗胃机，将进液管、洗胃管和排污管放入配置的消毒液中，按自动键循环冲洗，做机内消毒。再将其放入清水中，循环 3 次做机内清洗。机器内的水完全排净后按停机键关机。其余物品处理符合消毒隔离要求。

（11）整理床单位及用物，协助患者取舒适体位。

（12）记录灌洗情况及病情变化。

（13）消毒洗胃机及管道，处于备用状态。

5 洗胃技术的注意事项

（1）洗胃之前要查看患者有无洗胃的禁忌证和适应证。

（2）洗胃时进液量和出液应该保持平衡。

（3）洗胃时应该观察患者的意识状态、瞳孔、面色、生命体征、有无剧烈腹痛、洗出胃液的颜色、量、性状、气味等变化。

（4）对不明物质中毒的患者，可以选用温水或者是生理盐水来进行洗胃。

七、心电监护

蔡丽萍 杨向英

心电监护是监测心电活动以及血压、呼吸、氧饱和的一种手段,因为普通心电图只能简单观察当时短暂的心电活动情况,不能对心电的连续持续活动进行监测,因此心电监护则弥补了心电图时间短暂的缺陷。

1 心电监护的适用范围

(1)心肺复苏之后,心律紊失常的高危患者以及危重症都需要做心电监护。像急性心肌梗死,心肌炎、心肌病、心力衰竭、心源性休克、严重感染、预激综合征等。

(2)心脏手术后,以及接受了某些心肌毒性,或影响心脏传导系统药物治疗的患者都应当给予心电监护。

(3)各种危重症伴发缺氧、电解质和酸碱平衡失调、多系统脏器障碍。

(4)导管检查心包穿刺时心律失常以及器官插管的时候都需要做心肺的监护,患者随时都有可能出现心律失常,恶性的心脏骤停等。

2 心电监护操作流程

携用物至患者床旁—查对—解释操作的目的和方法—连接监护仪电源—打开电源开关—检查心电监护性能及导线连接是否正常—将电极片与监护仪导线连接—清洁粘贴处皮肤,保证电极片与皮肤接触良好—按监护仪标识,黏贴电极片于正确位置(三电极,负极:右锁骨中点下缘;正极:左腋前线第四肋间;接地电极:剑突下偏右;五电极,右上 RA:胸骨右缘锁骨中线第一肋间,左上 LA:胸骨左缘锁骨中线第一肋间,右下 RL:右锁骨中线剑突水平处,左下 LL:左锁骨中线剑突水平处,胸导 C:胸骨左缘第四肋间)—将血压袖带捆绑于上臂正确位置—将脉搏血氧饱和度监测仪传感器准确夹于对侧手指—选择导联模式,设置合理的报警界限—遵医嘱设置测血压间隔时间,测第一次血压—整理好导联线置于适当位置—遵医嘱记录监护参数。

3 注意事项

3.1 报警设置要求

(1)ECG:HR—基础的 20%~30%,必要时根据病人实际情况设置。波速 25mm/s。

　　　打开心律失常分析和 ST 分析(报警高低限为±0.20mV)。

　　　是否打开起搏分析根据病人实际情况。

(2)BP—基础的 20%~30%,必要时根据病人实际情况设置。

(3)SPO_2—90%~100%,必要时根据病人实际情况设置。波速 25mm/s。

(4)R—10~30 次/min,波速 6.25mm/s。

3.2 氧饱和度测不出及测量误差的原因

(1)指甲床条件不良:如灰指甲、涂指甲油等。

(2)动脉内血流下降:休克、低温,应用了血管活性药物,贫血。

（3）受血液内或皮肤上其他物质的干扰。

（4）周围环境的强光线的干扰（可用不透光的物质遮盖传感器）。

3.3 测量不准确或测量时间延长的原因

（1）病人移动、发抖或者痉挛。

（2）心律失常，极快或极慢的心率。

（3）血压迅速变化。

（4）严重休克或者体温过低。

（5）肥胖和水肿病人。

3.4 监护仪报警设定的原则

（1）病人的安全。

（2）尽量减少噪音干扰。

（3）不允许关闭报警功能，除非在抢救时才可以暂时关闭。

（4）报警范围的设定不是正常范围，而应是安全范围。

3.5 常见并发症预防及处理（皮肤发红、破损）

（1）选用适宜的心电电极及氧饱和度指套。

（2）保持皮肤清洁，粘贴及捆绑松紧度适宜。

（3）定时更换粘贴部位，电极每天更换一次，氧饱和度指套每 2~4h 更换一次。有皮肤发红等情况及时更换。

3.6 心电导联的位置及使用注意点

心电监护仪的导线位置是相对的，也就是说位置相对移一点是不要紧的，例如 RA 贴在右手臂上一样也会出心电图。如果是按以下位置贴的话效果是最好的：

白线（RA）：右锁骨中线与第 2 肋间之交点；

黑线（LA）：左锁骨中线与第 2 肋间之交点；

红线（LL）：左下腹；

绿线（RL）：右下腹；

棕线（C）： C1 胸骨右缘第 4 肋间；

C2 胸骨左缘第 4 肋间；

C3 C2 与 C4 两点连线之中点；

C4 锁骨中线与第 5 肋间之交点；

C5 左腋前线与 V4 同一水平之交点；

C6 左腋中线与 V4 同一水平之交点；

这六种指的是测六个位置的胸电极，即在测量时贴电极时，贴 V 或 C 胸电极时，只贴 C1~C6 其中之一。

对角安放白色电极（RA）和红色电极（LL）以便获得最佳呼吸波。应避免将肝区和心室置于呼吸电极的连线上，这样可以避免或减少心脏搏动和脉动血流产生的伪差。

4 健康教育

（1）仪器报警时不要惊慌。

（2）心电图电极片可能会导致皮肤过敏，如有发痒发红，须告知医护人员。

（3）不要随意取下监测导线，以免造成监测中断。

八、膨肺吸痰技术

和绍芳　王文楼

膨肺是以简易呼吸器与患者的气管插管或气管切开导管相连接,给患者进行人工呼吸,吸气时深而缓慢,随即有 10~30s 的呼吸暂停,然后快速呼气。膨肺吸痰时,缓慢吸气使通气量增加,扩张了小气道,使原有塌陷萎缩的肺泡扩张,屏气一定时间可使气体在不同肺泡之间均匀分布,肺泡充分开放,复张的肺泡稳定性和肺的顺应性增加,有利于自主呼吸的加强和锻炼。随着参与气体交换的肺泡增加,通气血流比例改善,使氧合指数上升,症状体征改善。膨肺后迅速而无障碍的呼气,促进了支气管分泌物排出。

1 适应证

呼吸频率浅快,潮气量小,小气道和肺泡陷闭的肺功能好,弹性好的病人。

2 禁忌证

(1)颅内压高的病人≥200 cmH₂O。

(2)肺大泡、肺气肿、气胸、COPD 等肺功能差的病人。

3 操作流程与步骤

3.1 物品准备

负压吸引器/中心负压、吸痰管、呼吸气囊、吸痰连接管,听诊器。

3.2 病人准备

(1)评估患者:病情、年龄、意识状态、活动能力、心理反应及配合程度;氧合状态,呼吸频率和节律,有无呼吸窘迫和发绀,肺部听诊有无痰鸣音,呼吸机使用情况等。

(2)向患者及患者家属解释膨肺吸痰操作的目的、方法及注意事项,取得配合。

(3)抬高床头 15°~30°,停肠内营养。

3.3 操作方法

(1)向患者解释操作目的及方法,取得合作。

(2)评估患者有无吸痰指征,床边未闻及痰鸣音者听诊。

(3)洗手,戴口罩。

(4)检查吸痰管有效期及包装,检查负压装置,连接简易呼吸气囊。

(5)抬高床头,暂停持鼻饲肠内营养,取合适卧位。

(6)两人配合,护士甲将简易呼吸气囊接氧气,开启氧气开关、流量为 10L/min。

(7)护士乙备好吸痰装置,右手戴一次性手套连接吸痰管。

(8)护士甲分离呼吸机与气管导管接头。

(9)护士乙按无菌操作吸痰 1 次,时间不超过 15s。

（10）连接简易呼吸气囊与气管导管,并根据患者的自主呼吸予以辅助呼吸,潮气量为机控呼吸潮气量的 1.5 倍,频率为 10~12 次/min,持续 1~2min。

（11）同时护士乙可拢掌心成空心状态,自患者两侧腋中线自下而上叩击 1~2min,按无菌吸痰操作吸痰。如此反复数次,直至听诊双呼吸音清晰对称,接呼吸机辅助呼吸。

（12）听诊呼吸音,观察患者有无不良反应,评价膨肺效果。

（13）告知患者操作已完毕,整理床单位,收拾用物。

（14）洗手,记录。

4 观察要点与提示

（1）膨肺前需彻底吸净呼吸道分泌物,以免将分泌物挤进远端小支气管,需掌握好膨肺吸痰的时机。

（2）需双人配合,所需要时间较长,过程较普通吸痰复杂。

（3）膨肺吸痰过程中心排血量降低,因此对心功能差的患者应严格掌握适应证。

（4）严格执行无菌操作。

（5）叩背时严格操作方法,使痰液有效排出。

（6）做好评估,准确掌握潮气量及通气频率。

（7）操作前半小时禁食,防止操作中患者反流、误吸。

九、密闭式吸痰技术

和绍芳 李 斌

密闭式吸痰是将密闭式吸痰管连接在病人气管插管/气管切开导管和呼吸机延长管之间,吸痰操作时不断机械通气,吸痰管可以在保持气管插管/气管切开导管和呼吸机延长管的情况下,经安全密闭阀进入气道,进行有效吸痰,以保持呼吸道通畅的一种治疗手段。密闭式吸痰管外套有透明膜,整个吸痰过程在封闭的情况下完成。

1 适应证

(1)呼吸支持需求较高,高于 5cmH_2O 的 PEEP。

(2)氧储备差,断开呼吸机后容易发生低氧血症或血流动力学不稳定。

(3)高吸痰频率。

(4)呼吸道传染病。

(5)特殊气体吸入。

2 操作流程与步骤

2.1 物品准备

负压吸引器/中心负压、无菌密闭吸痰管、无菌生理盐水、输液器、吸痰连接管、听诊器、气囊测压表。

2.2 病人准备

(1)评估患者:病情、年龄、意识状态、活动能力、心理反应及配合程度、氧合状态、呼吸频率和节律、有无呼吸窘迫和发绀、肺部听诊有无痰鸣音、呼吸机使用情况等。

(2)向患者及患者家属解释密闭式吸痰操作的目的、方法及注意事项,取得配合。

2.3 操作方法

(1)确定患者人工气道妥善固定及通畅情况;气囊测压表测量并保证气囊压维持在 25~30cmH_2O,及时倾倒呼吸机管道中的冷凝水,听诊双肺呼吸音。

(2)按呼吸机吸痰增氧键,给予纯氧 2min。

(3)连接无菌密闭吸痰系统和负压吸引外连接管,调节负压吸引压力(成人-300~400mmHg;儿童<300mmHg;婴儿 60~80mmHg)。

(4)生理盐水连接输液器并悬挂于输液架,排气。

(5)将密闭式吸痰管与呼吸机管路和患者人工气道连接,将冲洗液与密闭式吸痰管连接。

(6)连接负压,打开吸痰管阀门,隔着薄膜将吸痰管送入人工气道内,正压进,负压出。吸痰管尽量不与气管导管内壁接触,遇阻力后使用负压旋转上提吸引,每次吸引时间≤15s,如分泌物未吸尽应在充分吸氧后重复操作。观察痰液量及性状。

（7）吸痰过程中，密切观察患者生命体征，如出现心率及节律明显异常或呼吸窘迫、血氧饱和度快速下降应立即停止操作。

（8）吸痰完毕，通过吸引阀门冲洗密闭式吸痰管（至少要注入 5mL 生理盐水），冲洗负压外连接管，使吸引装置处于功能状态。

（9）吸痰后继续给予纯氧吸入 2min，待血氧饱和度恢复至正常水平后，根据患者病情，将氧浓度调至合适参数。

（10）再次测量，保持气囊压在 25~30cmH$_2$O，听诊双肺。

（11）整理床单，抬高床头，协助患者取舒适卧位。按医疗垃圾分类处理用物。

（12）洗手，签医嘱，并记录。

3 观察要点与提示

（1）密切观察患者病情，病人呼吸道是否通畅，以及面色、氧合、生命体征的变化。

（2）严格无菌操作。

（3）吸痰管应该选择粗细适宜，吸痰管直径不可超过气管导管内径的 1/2。

（4）吸痰前后，应增加氧气的吸入，每次吸痰时间应小于 15s，每次连续吸痰不超过 3 次，以免吸痰造成病人缺氧。

（5）吸痰时负压条件应适宜，正压进，负压出，动作轻柔，以免损伤呼吸道黏膜，避免将薄膜弄破，如薄膜有破损，应及时更换密闭式吸痰管。

（6）吸痰瓶中吸出液应及时倾倒，一般不应超过瓶身的 2/3。

（7）吸氧管三通接头各部位连接必须准确。

（8）与吸痰连接管断开连接，避免翻身时带出气管切开导管或气管插管。

（9）密闭式吸痰管只能吸取气道内痰液，如需吸口腔内分泌物，还应另外准备开放式吸痰管。

十、俯卧位通气术

刘亚萍　吴忠艳

俯卧位通气作为肺保护性策略的一种手段在 ICU 内广泛应用,其主要原理为有效改善通气血流比例,使背侧萎陷的肺泡复张,使肺及气管内分泌物在重力作用得到良好的引流,以及减少心脏和纵隔对下垂肺区的压迫。

1 适应证

（1）早期 ARDS 顽固性低氧血症的患者。

（2）机械通气的患者,在积极肺复张及适当的 PEEP 水平的基础上,仍不能将吸氧浓度降至 60% 以下（$PaO_2/FiO_2 \leqslant 150mmHg$）,可考虑俯卧位通气。

（3）气道引流困难患者,机械通气可促进塌陷肺泡复张,促进气道分泌物引流。

2 禁忌证

（1）严重的血流动力学不稳定。

（2）颅内压增高。

（3）急性出血性疾病。

（4）颈椎脊柱损伤。

（5）骨科手术。

（6）近期腹部手术需要限制体位。

（7）妊娠不能耐受俯卧位姿势等。

3 并发症及注意事项

（1）皮肤黏膜压迫受损。

（2）人工气道、动静脉管道及各种引流管的压迫、扭曲、移位、脱出。

（3）注意患者气道的引流,防止气道阻塞。

（4）颜面部水肿。

（5）手臂位置不正确导致神经麻痹。

4 操作步骤

4.1 操作前

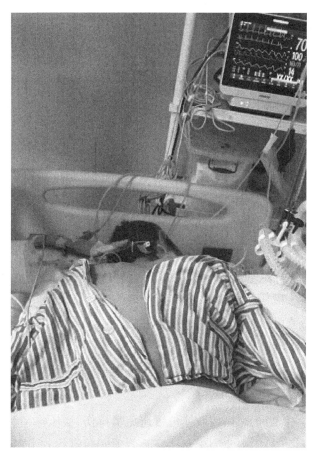

图 1　俯卧位通气术

（1）气道准备：吸尽口腔、鼻腔、咽喉和气管内的分泌物。胃肠道准备：泵入肠内营养者暂停肠内营养，抽吸胃管查看有无胃潴留。（体位翻转前暂停肠内营养避免翻动时反流、呕吐导致误吸、窒息等并发症）。

（2）管道准备：查看并加固各级管路防止脱出，从上至下依次检查。

（3）皮肤准备：骨隆突及受压部位给予减压敷料保护（例如：额头、鼻梁、下颌、肩胛、乳房、肋缘、髂嵴、膝盖、脚趾），头部可采用 U 型硅胶枕。

（4）患者准备：评估患者配合程度，躁动患者适当约束，必要时遵医嘱给予镇静与肌松弛药物，以减低患者的不安，建议 RASS 为 4~5min。意识清楚的患者做好心理护理，提前取得信任和配合。

（5）监护准备：严密监测生命体征，适当提高吸氧浓度，待患者生命体征相对平稳后方可实施俯卧位通气。

（6）物品准备：准备好中单、软枕、凹形枕等各种器具。准备好负压、吸痰管等。

（7）人员准备：大于 5 名医护人员，且高年资有操作经验者为宜。所有操作者集中无实物模拟，培养默契。

（8）应急准备：备好抢救药、简易呼吸器等。

4.2 操作中

（1）妥善分工

将患者置于翻身单上，第一人（指挥者）位于床头负责呼吸机管路和人工气道的固定、头部的安置和发号令。第二人位于左侧床头负责固定监护仪导线及同侧其他管路。第三人位于右侧床头负责固定同侧管路（颈内静脉置管、同侧胸腔闭式引流管、腹腔引流管等）。第四、五人位于双侧床尾，负责下方的管路及腿部的摆放及其他。卸下床头，备好合适的软枕在指定位置。再次观察确认患者生命体征平稳，适合俯卧位通气。

（2）协同操作

操作时由指挥者（即头部站位者）发出号令，其他操作者同时将患者移向床的一侧，然后将患者侧卧，再置患者为俯卧位并抬正。

4.3 操作后

（1）操作结束后再次查看各级管路是否在位，检查是否通畅，夹闭的管路记得打开，心电图电极及导线安置于背部。

（2）正确摆放肢体位置避免牵拉伤、受压。

（3）严密监测生命体征及各项实验室检查，观察俯卧位通气效果。按需吸痰及口腔分泌物，保持气道通畅。

（4）正确使用软枕及凹形枕等器具，定时更换位置，避免局部长期受压。每 2h 变动头部及上肢位置 1 次。

（5）镇静患者，持续有效的镇静，做好镇静评价。

（6）实行俯卧位通气的持续时间根据患者病情而定。

俯卧位治疗结束后，按俯卧位步骤反向变换体位，妥善固定导管，做好监护及气道管理，加强气道引流。

十一、鼻空肠管置入技术

刘亚萍 吴忠艳

鼻空肠管是通过留置的鼻空肠管将机体代谢所需的营养物质及其他各种营养素输入肠道的营养支持方式。通过鼻空肠管供给食物和药物,保证病人摄入足够的热能、蛋白质等多种营养素,满足其对治疗的需要,促进康复。

1 适应证

(1)需通过鼻饲直接进入十二指肠或空肠的患者。

(2)肠道功能基本正常而存在胃排空障碍的患者。

(3)吞咽和咀嚼困难。

(4)意识障碍或昏迷。

(5)消化道瘘。

(6)短肠综合征。

(7)肠道炎性疾病。

(8)急性重症胰腺炎。

(9)高代谢状态。

(10)慢性消耗性疾病。

(11)纠正和预防手术前后营养不良。

(12)特殊疾病。

2 禁忌证

(1)肠梗阻。

(2)肠缺血、肠坏死。

(3)肠穿孔。

(4)严重腹胀或腹泻间隙综合征。

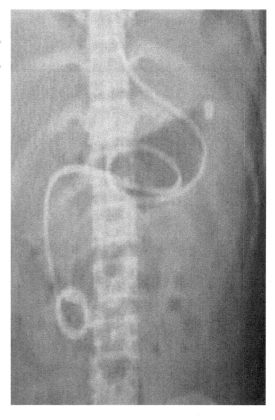

图 1 鼻空肠管置入

(5)严重腹泻、腹胀,经一般处理无改善的患者,建议暂时停用肠内营养,对患者及家属解释并签知情同意书。

3 操作流程

3.1 用物准备

两杯 200mL 的温开水,听诊器 1 副,甲氧氯普胺 1 支,一次性治疗巾 1 张,5mL 和 50mL 针筒各 1 副,鼻胃肠管 1 根,无菌手套 1 副。

3.2 护士自身准备

仪表端庄,着装整齐,沉着冷静,洗手、戴口罩。

3.3 患者准备

清洁鼻腔。

3.4 置管方法

（1）置管前 10min 遵医嘱静脉推注甲氧氯普胺 10mg 以促进胃肠蠕动。

（2）用温开水 200mL 浸泡导管 2~3min。

（3）冲洗导管。

（4）测量患者发际到剑突的长度。

（5）抬高患者床头约 30°，取左侧卧位，经鼻腔插管 45~55cm（同插胃管），由助手向鼻空肠管内注入空气。腹部听诊气过水声，判断置管已达胃内，协助患者取右侧卧位，继续插入导管，置管通过幽门口时有轻微突破感，持续推进（手法：左手轻按（搭在）鼻空肠管上，右手随患者吸气推送 2~3cm），插入长度 100~105cm，旋转导丝，拔出导丝。

（6）稳妥固定——"工"字法、"人"字法，粘贴导管标识。

3.5 判断管腔到达空肠段方法

（1）听诊法：气过水声最强点的变化。

（2）抽吸法：回抽消化液的颜色（金黄色）及 pH 值>7.0。

（3）真空试验：经导管注入 100ml 空气，再回抽，如回抽量<20ml，为阳性，提示导管已过幽门进入肠道。

（4）导丝回抽试验：回撤导丝时遇到阻碍（这种阻碍感觉就像导丝被弹出）说明管道可能在胃内盘曲。

3.6 腹部 X 片

金标准。

3.7 电磁导航

费用高昂。

3.8 常规护理

（1）每班测量及记录管道长度。

（2）每次喂食前查看刻度并记录，判断管道是否在合适位置。

（3）保持管道通畅，避免堵管，每次管饲后要做好冲管（>20mL 温开水，脉冲式）及包裹管口。

（4）做好心理护理、口鼻腔护理。

（5）输注过程床头抬高 30°~40°，Q4H 冲管一次。

（6）管饲注射器每 24h 更换一次。

4 营养原则

营养液的滴注应遵循浓度从低到高，容量由少到多，速度从慢到快的原则。

营养液选择：

（1）促进胃肠道动力。

（2）维护肠道结构和屏障功能。

（3）增加肠道正常菌群。

（4）降低腹泻发生。

（5）延缓血糖波动。

（6）减少便秘。

5 并发症及护理措施

5.1 堵管

（1）原因：

①营养液的颗粒过大、滴注速度太慢造成营养液黏附管腔。

②营养液浓度过高或匀浆未完全打碎导致。

③药物与营养液配伍不当形成凝块堵塞管道。

（2）护理措施

①在输注完营养液之后用 30~50mL 的温开水冲洗管道，充分摇匀营养液后再输入，且营养液与药物分别输注。

②缩短冲管间隔时间，可每 1~2h 冲管一次，可大大降低堵管率。

③可用注射器回抽，或用 5% 碳酸氢钠正压冲管（原理：酸性药物使营养液中的蛋白质凝固，碳酸氢钠为碱性溶液可中和酸性物质溶解卵磷脂等成分）。完全堵管，用负压再通法。

5.2 脱出

（1）原因：

①固定不善、牵拉。

②患者躁动，自己将管道拔出。

（2）护理：

①妥善固定管道，防止牵拉、脱位。

②躁动患者予小剂量镇静组泵入。

③对意识清楚，比较配合的患者，做好宣教，告知患者管道的作用及重要性。

5.3 误吸、反流

（1）误吸是最严重的并发症，主要好发于昏迷患者与老年患者。

（2）预防措施。

严密观察患者腹胀情况的发生，如观察腹胀明显且胃区听诊有振水音，使患者取半卧位 30°~60° 同时停止输注 2~8h。管饲时取半卧位，操作前 30min 吸净痰液，管饲后 30min 内尽量不要吸痰，以防出现反流。

5.4 胃肠道并发症

恶心、呕吐、腹泻、腹胀是最常见的并发症，发生率高达 60%，主要与营养液渗透压高、输注的速度快、胃排空慢，所以在输注过程中严格控制输注速度并提倡患者在体力允许情况下多下床活动，以增加肠蠕动，减少胃肠道反应的发生。

5.5 口腔感染

患者不经口进食，口腔分泌物减少，口腔干燥，细菌易繁殖生长，应加强口腔护理，预防口腔感染。

十二、气道湿化技术

刘亚萍　　焦鹤仙

湿化疗法是指用湿化器将溶液或水分散成极细微粒,以增加吸入气体中的湿度,呼吸道和肺吸入含足够水分的气体,达到湿润气道黏膜、稀释痰液、保持黏液纤毛正常运动和廓清功能的一种物理疗法。湿化治疗的目的是减轻或消除患者在吸入干燥医用气体时的温度差。

1 呼吸道湿化不足的危害

（1）削弱纤毛的运动,相对湿度小于70%时,发生纤毛运动障碍。

（2）痰液干结,分泌物排除障碍,增加排痰困难及危害。

（3）严重时导致肺不张,引起或加重炎症。

（4）降低肺的顺应性。

（5）对于慢性阻塞性肺疾病和哮喘患者,有诱发支气管痉挛的危险。

2 适应证

（1）吸入气体过于干燥,相对湿度小于50%。

（2）高热、脱水。

（3）呼吸急促或过度通气。

（4）痰液黏稠。

（5）咳嗽困难。

（6）气管旁路。

（7）气道湿化温度32°~34°。

3 湿化加温的标准是美国呼吸治疗协会的标准

	温度	绝对湿度 mg/L	相对湿度%
口鼻部供气如面罩、鼻塞	22	10	50
咽后部供气如鼻咽导管	29~32	28~34	95
气管供气如气管插管、切开	31~35	36~40	100

4 湿化装置

（1）气泡式湿化器,如湿化瓶等。

（2）加热湿化器分为主动加热湿化器和被动加热湿化器二种。

加热湿化器的注意事项:

①定时检查湿化灌内湿化液量,及时添加,维持在合适水平。

②注意各温度探头的连接。

③注意集水罐位置,经常检查并及时清倒。

④当应用管路加热丝时,注意患者有无湿化不足的表现。

（3）人工鼻主要用于气管切开或气管插管的病人。

（4）无湿化装置可进行人工气道内滴注,时间间隔 15~20min,每次 2~3mL,或持续滴注每天 200~500mL 盐水或蒸馏水。气道口放置单层盐水纱布覆盖。

5 影响湿化效率的因素

温度、气体与湿化液的接触面积和时间。

6 湿化疗法的副作用和并发症

（1）吸入长时间超过体温,导致气道黏膜热损、气道狭窄、肺水肿。

（2）过度湿化导致肺泡表面活性物质缺乏、功能残气量降低、肺顺应性下降。

（3）由于水分经呼吸的不可见丢失减少,过度湿化导致体液增加,新生儿尤为明显。

（4）加热湿化器具有电和热的危险,严格操作规程。

（5）管路内冷凝水积聚,导致呼吸机触发,出现人机对抗,增加患者呼吸做功。

（6）管路内冷凝水可能灌流到患者气道或湿化器,增加感染机会。

（7）人工鼻有导致无效腔通气的危险,尤其对于低潮气量的患者。

（8）人工鼻有导致气道阻塞的危险。

（9）干稠分泌物湿化后膨胀。

7 气道管理中为什么要重视气道湿化

7.1 气体湿化不足可以引起

（1）破坏气道纤毛和黏液腺。

（2）假复层柱状上皮和立方上皮的破坏和扁平化。

（3）基膜破坏。

（4）气管、支气管黏膜细胞膜和细胞质变性。

（5）细胞脱落。

（6）黏膜溃疡。

（7）气道损伤后反应性充血。

最终导致黏膜纤毛清除功能受损,小气道塌陷,肺不张。损伤的程度与无湿化气体通气时间成正比。

7.2 过度湿化则可以造成

（1）湿化器温度过高,可以引起气道黏膜温度过高或烧伤,导致肺水肿和气道狭窄。

（2）如果吸入的气体没有加热,但呼吸道给予大量水分,会由于需要蒸发消耗热量导致体温下降、体液负荷增加、黏膜纤毛的清除功能减退及大量黏液需要清除,超过黏膜纤毛的清除能力。

吸入气管的气体温度为 32~36℃,含水量 33~43g/m³。

十三、动脉血标本采集技术

朱秀美　李　梅

目的是通过动脉血气分析来监测有无酸碱平衡失调、缺氧和二氧化碳潴留,判断急慢性呼吸衰竭的程度,为诊断及治疗提供可靠依据。

1 适应证

(1)判断病人缺氧、酸碱平衡失调的类型、程度,如有严重的呼吸问题或肺疾病者心力衰竭、肾衰竭、未控制的糖尿病判断其酸碱平衡者、严重感染或睡眠障碍病人。

(2)对氧疗、机械通气等病人的治疗效果进行评估。

(3)各种原因引起的意识障碍、心搏呼吸骤停病人和各种手术创伤导致的呼吸功能障碍病人。

(4)需对循环功能不全病人进行评估,如严重的出血性休克、心排血量过低、心肺复苏术后和心肺转流术之后的病人。

2 禁忌证

无禁忌证。

3 操作流程与步骤

3.1 物品准备

治疗车、治疗盘、治疗巾、消毒用品、纱布块、无菌棉签、动脉采血器、检查手套。

3.2 病人准备

(1)向病人解释动脉穿刺的目的、过程和配合方法。

(2)评估病人采血部位,首选桡动脉,其次是肱动脉、足背动脉,或选择股动脉,注意避开有脉管炎的穿刺点。

(3)评估病人病情和凝血功能。

(4)根据穿刺部位协助病人取合适的体位。

3.3 动脉穿刺样本采集

(1)核对医嘱及病人身份,了解病情。

(2)选择采血部位:应评估采血部位是否具备足够的侧支循环,避免因穿刺位远端循环不良造成缺血性并发症;同时应考虑穿刺难易程度、血管直径和是否易于暴露和穿刺;还应评估穿刺动脉是否容易固定及损伤周围组织程度。

①桡动脉:推荐首选动脉采血部位,动脉在腕部容易触及,且周围无重要血管和神经伴行,不易发生血管和神经损伤、动静脉瘘等症状,动脉下方韧带固定,压迫止血容易,局部血肿发生率较低。桡动脉穿刺点位于桡腱和桡侧腕屈肌腱之间,从腕部到远端桡骨头约2cm处(距腕横纹约1~2cm、距手臂外侧0.5~1cm处),以动脉搏动最强处为准。

②肱动脉:在肘窝处位置表浅,易触及动脉搏动,但动脉在肌肉和结缔组织中位置较深,且没有硬筋膜和骨骼支撑,不宜固定,穿刺困难,而且穿刺后压迫困难。穿刺点在肱二头肌内侧沟动脉搏动

最明显处。

③足背动脉:位置表浅,易扪及,但血管较细且神经末梢丰富,一般只作为桡动脉或肱动脉不能使用或穿刺失败时的选择。

④股动脉:管径大,搏动感强,易于穿刺。股动脉缺乏下肢侧支循环,动脉损伤可累及病人下肢远端血供;动脉压力较大,不易按压止血,易发生假性动脉瘤,造成出血和血栓形成;动脉周围有股静脉和股神经,操作不慎可损伤股神经和误采股静脉,常常将动脉采血作为最后选择部位,禁用于新生儿。穿刺点位于腹股沟韧带水平的中点稍下方或耻骨结节与髂前上棘连线的中点可触及股动脉的搏动最明显处。

⑤头皮动脉主要用于婴幼儿。导管采血可通过留置动脉导管采集动脉血样用于血气分析。

(3)采血准备:根据穿刺点选择摆好病人体位,充分暴露穿刺点。

(4)皮肤消毒:常规消毒穿刺区皮肤,以穿刺点为中心直径>5cm。

(5)穿刺采血:再次确认穿刺点,固定穿刺点,以持笔式持动脉采血器,针尖斜面向上穿刺。见回血后勿抽取血液,让血液自动顶入动脉采血器预设的位置。采血量根据具体血气分析仪样本需要量决定。

(6)按压止血:拔针后立即用无菌纱布或棉签按压 5~10min 或更长时间,确认止血。

(7)排气:如存在气泡,应翻转采血器,用纱布或棉签遮挡采血器上端,缓慢排出气泡。

(8)标本处理:拔针后第一时间单手完成动脉采血器安全防护操作,封闭样本,立即完成抗凝动作。

3.4 动脉留置导管的样本采集

(1)核对医嘱及病人身份,了解病情并做好采血准备。

(2)采血准备:在与动脉导管相连的三通阀门下方铺无菌敷料或纱布;消毒三通阀门 2 次,戴手套,连接注射器(5mL 或 10mL)。

(3)移除稀释血液:转动阀门连通注射器和病人动脉端,抽出阀门和管道之间容积 5~6 倍无效腔量的稀释血液,关闭调节阀,移除注射器。

(4)样本采集:将动脉采血器与采血窗连接,使血液自动充盈至预设位置。

(5)排气与样本处理:同前。

(6)冲洗留置导管。

4 观察要点与提示

(1)采血前应让病人处于安静舒适状态,避免非静息状态造成的检测结果误差。

(2)桡动脉穿刺前需行改良 Allen 试验。

(3)使用动脉采血器应先将动脉采血器的针栓推到底然后再拉回到预设位置。

(4)采血后应充分混匀,立即颠倒混匀 5 次,手搓混匀 5s;上机分析前(尤其是在检测血红蛋白和红细胞比容时),应再次颠倒混匀样本 5 次以上,并在掌心搓动 10s 以使样本与凝剂充分混匀,防止血液样本凝固或产生微小凝块。

(5)不推荐使用气动传输运输血气分析样本,以防止溶血影响血气分析结果。

(6)抽取标本后应立即送检,常温 15min 内检测,最迟不超过 30min。如有乳酸检测,必须在15min 内上机检测。

(7)检测单应标注病人通气模式、吸氧浓度、体温。

(8)观察穿刺部位有无红肿、疼痛、麻木、刺部位感染、血栓等并发症。

十四、输液泵使用技术

杨　宁　张静娥

输液泵用于准确控制单位时间内液体输注的量和速度的仪器。其目的是准确、均速、安全地给患者输入药物。

1 适用范围

（1）危重患者的抢救、心血管病患者的治疗。

（2）特殊药物输液,如硝普钠、硝酸甘油。

（3）儿科患者的治疗。

2 操作步骤与流程

（1）物品:输液泵、治疗盘、输液器、泵注射器（一次性20mL或50mL）、注射泵、延长管、输液药物（已配置）、安尔碘、棉签输液标签、敷贴、止血带、手消液、锐器盒、污物缸、输液记录单、笔、表等,必要时备三通管。

（2）体位:排尿后协助取舒适体位。

（3）操作方法:

①洗手、戴口罩。

②根据医嘱进行物品准备:输液泵、输液泵管、三通阀、液体等。

③备好病人中心静脉或周围静脉输液通路。

④输液泵管于液体相连接,排出空气监测窗泵管内的空气,然后关闭输液泵门。

⑤将输液泵固定在输液架上,接通输液泵电源。

⑥打开输液泵门,将输液泵管按方向嵌入输液泵内,然后关闭输液泵门。

⑦输液泵开关,设置输液程序（输注量和输液速度）。

⑧将输液泵管与中心静脉或外周静脉相连接。

⑨启动输液泵开始输注,观察正常运行的指示灯是否开启,报警面板各报警灯有无闪亮,注意有无报警声,以明确输液泵是否正常运行。

⑩再次确认输液滴数与实际设置滴数相符。

⑪输液泵输注完毕,关闭输液泵,拔出针头或分开与头皮针接头。

⑫打开输液泵门,取出输液泵管,按医疗废弃物处理。

⑬拔出输液泵电源,擦拭输液泵,放置备用。

3 观察要点与提示

（1）注意彻底排净输液泵内的空气。

（2）更换液体时应重新设置输液程序。

（3）要及时处理各种报警:输液通路阻塞、气泡、断电、走空。

（4）使用中,一般不能打开输液泵门,如确实需要打开输液泵门,务必先将输液泵管调节夹夹死,以防输液失控。

（5）输液较黏稠药液（脂肪乳、胶体）时,有时会增加输液泵报警概率,应及时观察。

十五、微量泵使用技术

卢庆绒 和 莉

微量泵是一种新型泵力仪器,将少量液体精确、均匀、持续地泵出。由控制器、执行机构和注射器组成。

1 适应范围

准确控制输液速度,根据病情需要可随时调整药物速度、用量准确、安全地进入患者体内发生作用。

2 操作流程与步骤

2.1 护士准备

仪表端庄,着装整齐、洗手、戴口罩。

2.2 物品准备

微量泵、治疗盘、输液器、泵注射器(20mL 或者 50mL)、头皮针、延长管、输液药物(已配置)、安尔碘、棉签、输液标签、敷贴、止血带、手消液、胶布、锐器盒、污物缸、治疗卡、垃圾桶、必要时备三通管。

2.3 环境准备

安静、安全、整洁、光线适宜,适合操作。

2.4 病人准备

(1)向患者及家属解释使用微量泵的目的、方法和过程,并取得同意。

(2)评估患者的病情、心理状态、自理能力及合作程度。

(3)患者穿刺部位静脉情况,输注药物的性质及对血管的影响程度。

2.5 仪器准备

检查仪器性能是否完好,将微量泵妥善固定,链接电源,打开开关,处于备用状态。

2.6 操作方法

(1)双人核对医嘱及患者信息,核对无误后按无菌操作原则配置药液,检查输液器、连接管质量,正确连接注射器与延长管,排尽空气,粘贴输液标签(注明药名及药物浓度、剂量、用法、姓名、性别、床号、年龄),将药液放置于无菌盘内。

(2)携药物至床旁,核对患者信息无误(清醒患者协助取舒适卧位),将微量泵安装稳妥后连接电源,再次核对药液、排气,安装入泵,打开开关,调好速度。向患者解释操作方法及目的。

(3)再次查对患者、药物、泵入速度确定无误后,消毒输液通路肝素帽,将头皮针插入肝素帽内,固定稳妥,按"开始/停止"键,启动微量泵。

(4)整理床单,交代患者及家属相关注意事项,同时观察患者有无不良反应和泵运行情况。

（5）洗手、记录。

（6）输液结束，按"开始/停止"键，关闭微量泵，拔针，关闭电源，协助患者取舒适卧位。

（7）整理用物，垃圾分类处理，洗手记录。微量泵用75%乙醇擦拭消毒，晾干备用。

3 观察要点与提示

（1）在使用过程中应加强巡视，如微量泵出现报警，要及时查找原因及时处理。

①阻塞报警：先按"暂停"键停止输液，排除报警原因（调节器未打开、输液管折叠、漏针等），再重新启动输液。

②气泡报警：先按"暂停"键停止输液，排除报警原因（输液管内有气泡、空瓶、输液管未正确安装到气泡感应部位），再重新启动输液。

③超时报警：先按"静音"键消除报警，再按启动键开始输液；开机时出现错误，先按"静音"键消除报警，再按正确方法重新安装输液管。

（2）患者及家属不得随意搬动微量泵，防止仪器电源线因牵拉而脱落，不得随意调节微量泵。

（3）观察穿刺部位皮肤情况，防止液体渗漏，出现不适及时呼叫医护人员。

（4）患者输液肢体不要做大幅度的活动，防止针管脱出。

十六、血糖仪检测技术

卢庆绒 赵 渊

血糖仪又称血糖计,是一种测量血糖水平的电子仪器。

1 适用范围

快速、准确检测患者当前血糖水平。

2 操作流程与步骤

2.1 护士准备

仪表端庄、着装整齐、洗手、戴口罩。

2.2 物品准备

治疗盘、75%乙醇、血糖仪、血糖试纸、无菌棉签、一次性采血针、弯盘、手消液。

2.3 环境准备

安静、安全、宽敞明亮,适宜操作。

2.4 病人准备

(1)向患者及家属解释测量血糖的目的、方法、步骤,取得患者配合。

(2)评估患者的病情、心理状态、自理能力及合作程度。

(3)确认患者是否空腹或进餐时间。

(4)评估患者取血部位有无皮疹、瘢痕、破溃或硬结,选择合适取血部位。

2.5 仪器准备

血糖仪性能是否完好、血糖仪质控检测是否合格、血糖试纸是否在有效期及有无受潮。

2.6 操作方法

(1)核对患者及医嘱,确认患者。协助患者清洁双手,并指导患者采血手臂下垂 10~15min。

(2)测试前测试者先用洗手液洗手并擦干,佩戴一次性医用手套。

(3)启动血糖仪。从血糖试纸瓶中取出一片血糖试纸并盖紧瓶盖,不要弯曲、切割或以任何方式改动试纸。在血糖仪关闭状态下将试纸插入血糖仪,插入时将试纸金色一侧和双耙齿状银色端朝向自己,尽可能将试纸插入仪器口但不要弯曲试纸。此时血糖仪自动开启,屏幕出现"提供血液"画面,即可进入采血阶段。

(4)选择合适的取血部位,如指尖(指尖尽量选择环指)、手臂、耳垂并进行清洁消毒。保持采血部位清洁、干燥,勿消毒剂残留。

(5)采血。将采血针断面放在选定的采血部位,按压采血,轻轻挤压或按摩指尖直至形成圆形血滴。如不能确保采血部位清洁,则丢弃第一滴血,反之则不需要丢弃。

(6)取血。保持手指伸展稳定,将准备好的血糖仪和试纸轻轻移向血滴,将试纸顶端边缘与血滴轻轻接触,血滴会自动吸入试纸狭窄通道内,确认窗口充满血样后轻轻移开,棉签按压采血部位1min。血糖仪开始倒计时等待检测结果,屏幕出现检测结果并自动保存。按压退出按钮直接将废弃试纸丢入黄色垃圾桶。

(7)告知患者及医生血糖检测结果,并交代相关事项。协助患者取舒适体位。

(8)整理用物,垃圾分类处理,洗手,记录,血糖值。

(9)血糖仪清洁晾干备用。

3 观察要点与提示

(1)血糖测量范围 1.1~33.3mmol/L,过高时会提示"HI",过低时提示"LO"。如检测值异常,要进行重测。

(2)使用时必须与同品牌试纸一同使用,使用时不要用手触碰测试区。测量时必须在运行温度内进行(6~44℃),测量前,确保血糖仪与试纸温度基本相同。

(3)血糖试纸要保存在干燥、清洁且温度介于 5~30℃之间密闭保存,避免受潮。使用时核对有效期,不可使用过期试纸,试纸开封后 3 个月内使用完毕。如试纸被血渍、质控液或其他物质污染则不可使用。

(4)酒精消毒采血点,必须完全待干后再取血,以免乙醇混入血液,影响测量值。

(5)血糖仪上如果存在冷凝水珠,请勿测量,将血糖仪和血糖试纸移至干燥、清洁处晾干后再使用。

(6)采血量合适,过多或过少都会影响测量值。

(7)血糖仪校准。新购买血糖仪第一次使用时、血糖仪摔坏维修后再次使用时、使用新的一瓶试纸条时、怀疑测试结果不准确时均需要对血糖仪进行校准。质检允许测试范围≤4.2mmol/L 时允许偏差不超过正负 0.83mmol/L,测试范围>4.2mmol/L 时允许偏差不超过正负 20%。

(8)血糖仪保存于清洁、阴凉、干燥处,避免阳光直射;电量不足时应及时更换电池。血糖仪不可用腐蚀性强的乙醇、汽油等进行清洗。

十七、气管切开换药技术

陈学仙 何 佳

气管切开是切开气管颈段前壁(甲状软骨上),插入特制的导管,从而解除窒息,保持呼吸道通畅的急救手术。多用于喉梗阻、昏迷、脑水肿等各种原因引起的呼吸道梗阻或经气管内插管无效的病人。

1 换药的目的

(1)检查、观察伤口恢复情况。

(2)清除造瘘口周围的分泌物,保持气管切开处清洁干燥,预防切口感染,促进创面愈合。

(3)保持患者气道通畅和舒适。

2 评估

(1)患者:病情、意识状态、合作程度、气管切开时间、血氧饱和度、痰液黏度和痰量。

(2)伤口:有无渗血、红肿及周围组织有无皮下气肿。

(3)环境:环境清洁,温湿度适宜,无人员走动。

(4)了解气管套管固定带松紧度,以一指为宜。

(5)舒适卧位。

3 准备

(1)护士:仪表端庄,服装整洁,洗手,戴口罩(多耐患者穿一次性隔离衣)。

(2)物品准备:无菌换药包1个、无菌开口纱布2块、碘伏及生理氯化钠溶液棉球数个、治疗巾、刀片2块、系带1根、无菌手套。

4 操作过程

(1)携用物至床旁,关好门窗,遮挡病人,注意保暖,核对病人信息(床头卡、手腕带)向患者解释,取得配合。

(2)检查:气管切开套管位置(居中),气囊压力是否适宜,系带的松紧度,防止操作过程中因牵拉而使导管脱出。

(3)体位:安置去枕仰卧位,充分暴露颈部,去除导联线等,使操作视野清晰,防止换药时无菌液污染。

(4)吸痰:操作前充分吸痰,并观察气道是否通畅,防止换药时痰液污染。

(5)将方巾垫于病人颈、肩下(注意连同头、颈、肩一起托起)。

(6)打开换药包,戴无菌手套用镊子取下气管切开处敷料,置于弯盘中(注意动作轻柔,对有粘连的切口,可用生理氯化钠溶液棉球湿润后轻轻揭去,以免损伤周围组织),观察气切伤口有无出血、红肿,皮下气肿及分泌物情况。

(7)消毒:用另一把镊子夹取生理氯化钠溶液棉球擦净套管柄上的分泌物,取碘伏棉球消毒周围皮肤(绕切口依次由内向外上、下环形消毒周围皮肤,一次一个棉球,擦洗直径大于 8cm,不可来回擦拭),再用生理氯化钠溶液棉球擦拭周围清洁皮肤,待干。

(8)取出两块无菌开口纱布,用镊子双侧同时将纱布拉平,开口在上,必要时胶布固定(动作轻柔、迅速,以减少刺激气管,减少咳嗽),生理氯化钠溶液湿纱布 2 层覆盖于套管口。

(9)再次检查核对,必要时吸痰,保持呼吸道通畅。

(10)更换系带,松紧度为一指为宜,过紧可引起病人不适及压疮的发生,(颈部尤其是后颈部皮肤、垫纱布),过松可导致脱管发生。

5 注意事项

(1)注意无菌原则,接触病人的镊子不可直接夹取消毒棉球,每个消毒棉球只用于消毒一次,不可反复消毒,注意棉球干湿度。

(2)气切术后 24h 后首次换药,根据切口分泌物的多少适当地增减换药次数,一般每日 2 次,随脏随换。

(3)安置开口纱布时,不能过度牵拉托盘及系带,以免造成患者不适或气管套管脱出。

(4)气管口覆盖纱布应为 2~4 层,并保持一定温湿度,如有明显污染立即更换。

(5)观察污染纱布及伤口分泌物的颜色、性质,若有异常应及时送检做分泌物培养及药敏试验。

(6)初次气切后的 1~2d,床边备气切包,如气管套管脱出应立即报告医生,不得擅自将导管送入。

(7)变换体位时应注意套管位置,烦躁病人注意适当使用约束。

6 并发症

(1)脱管。

(2)出血。

(3)皮下气肿。

(4)感染。

(5)气管溃疡及穿孔。

(6)声门下肉芽肿、瘢痕和狭窄。

(7)窒息。

(8)呼吸困难。

(9)气胸。

(10)环状软骨损伤。

(11)气管导管阻塞。

(12)气管、食管瘘。

十八、血氧饱和度监测技术

李金娥 章 莉

1 目的

监测患者机体组织缺氧状况。

2 血氧饱和度操作方法

2.1 操作准备

(1)护士准备:衣帽整洁,洗手。

(2)用物准备:脉搏血氧饱和度监测仪,血氧探头。

2.2 评估患者

(1)了解患者身体状况,意识状态,吸氧流量。

(2)向患者解释监测的目的及方法,取得患者的合作。

(3)评估局部皮肤或者指(趾)甲情况。

(4)评估周围环境光照条件,是否有电磁干扰。

2.3 操作要点

(1)携用物至床旁,核对患者。

(2)清洁患者皮肤及指甲。

(3)连接电源,打开电源开关,监测仪器功能是否完好。

(4)血氧探头正确放于患者手指,足趾,使接触良好。

2.4 指导患者

(1)告知患者不可随意取下传感器。

(2)告知患者和家属避免在监测仪附近使用手机,以免干扰监测。

3 注意事项

(1)严密观察监测结果,发现异常及时报告医生。

(2)患者休克,末梢循环差,使用血管活性药物等情况可影响监测结果。

(3)患者体温过低时,注意为患者保暖。

(4)观察患者局部皮肤及指(趾)甲,定时更换传感器位置。

十九、心电图使用操作技术

李金娥　张雪梅

心电图是心电图仪从身体表面记录每一心脏周期所产生电活动生理变化的曲线图形,为临床诊断治疗提供客观依据。

1 适应证

(1)胸痛、胸闷、上腹不适等可疑急性心肌梗死(首选 18 导联心电图),急性肺栓塞患者。

(2)心律不齐可疑期前收缩、心动过速、传导阻滞的患者。

(3)黑矇、晕厥、头晕等可疑窦房结功能降低或病态窦房结综合征者。

(4)了解某些药物对心脏的影响,如洋地黄、奎尼丁及其他抗心律失常药物。

(5)了解某些电解质异常对心脏的影响,如血钾、血钙等。

(6)心肌梗死的演变与定位。

(7)心脏手术或大型手术的术前、术后检查及术中检测。

(8)心脏起搏器植入前、植入后及随访。

(9)各种心血管疾病的临床检测、随访。

(10)不明原因的腹痛、咽痛、牙痛等的患者。

2 禁忌证

无禁忌证。

3 操作流程与步骤

3.1 物品准备

12 导联及 18 导联心电图机、0.9 氯化钠溶液、必要时配备遮挡物、备皮包等。

3.2 病人准备

(1)向清醒病人解释心电图检查目的、方法、注意事项及配合要点,告知心电图为无创伤的检查,嘱其放松。

(2)病人取平卧位,肌肉放松,呼吸平稳,保持安静,切勿讲话或移动。

(3)暴露病人双侧手腕、足踝、前胸,18 导联需暴露后背,注意保护病人隐私。

(4)如放置电极部位的皮肤有污垢或毛发过多,则应清洁皮肤或备皮。

3.3 操作的准备

(1) 要求着装,衣帽整洁得体。

(2) 用物准备:心电图机,心电图纸。

(3) 环境准备:环境良好,空气新鲜,温度适宜。

3.4 操作方法

(1)打开心电图机,输入患者的基本信息。

十二导联心电图

  肢导联:RA-右上肢(红色)

     LA-左上肢(黄色)

     RL-右下肢(黑色)

     LL-左下肢(绿色)

  胸导联:V1-胸骨右缘第4肋间

     V2-胸骨左缘第4肋间

     V3-V2与V4连线中点

     V4-左锁骨中线第5肋间

     V5-左腋前线与V4同一水平

     V6-左腋中线与V4同一水平

十八导联心电图

    V7-左腋后线与V4同一水平

    V8-左肩胛与V4同一水平

    V9-左脊柱旁线与V4同一水平

    V3R-右胸与V3相对应处

    V4R-右胸与V4相对应处

    V5R-右胸与V5相对应处

  (2)按"开始/结束"键,采集患者心电图。

  (3)用后检查导联、胸球、夹子是否完整后,摆好,推回备用。

4 注意事项

  (1)检查时保持情绪平静不紧张,全身肌肉放松,平静呼吸,保持安静,切勿讲话或移动体位,以免造成肌电干扰。

  (2)正确放置电极位置,避免电极导联线与电源线打结。

  (3)女性乳房下垂者应拖起乳房,将V3、V4、V5安放在乳房下缘胸壁上,而不是乳房上。

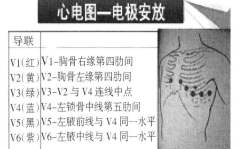

图 1　胸导联位置示意图

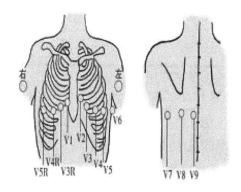

V1:胸骨右缘第四肋间,V2:胸骨左缘第四肋间,V3:V2与V4中点同甘共苦:左锁骨中线第五肋间,V5—V9:与V4同一水平(V5腋前线、V6腋中线、V7腋后线、V8肩胛中线、V9脊柱旁),V3R—V5R:右胸相应的V3—V5位置。

图 2　导联心电图胸导联具体位置

二十、创伤患者的包扎、固定与搬运

赵　芳　王文楼

创伤是指各种致伤因素作用下造成的人体组织损伤和功能障碍，包括闭合性损伤和开放性损伤等。救护技术主要有止血包扎、固定与搬运。

1 包扎

包扎是创伤急救技术中最常见的方法之一，用于各种创伤后伤口的绷扎、固定敷料、引流固定及制动骨折部位，避免进一步损伤神经血管及组织，保护伤口，减少污染，减轻疼痛，提高舒适度。

1.1 适应证

全身各部位的伤口。

1.2 操作前准备

包扎材料有很多种，常用的有绷带、纱布、头套、棉垫等。如果在家中或野外，也可以利用现场干净的毛巾或衣服等布类。

1.3 操作步骤

（1）环形包扎法是绷带包扎的基础，最简单、最常用，用于各种包扎的起始与结束处，常用的部位为额、腕、指、踝等处。

具体操作步骤：

①右手握起绷带卷，将起始端留出 10cm 左右，由左手拇指及其余指牵拉，平放于包扎部位。

②滚动绷带卷，环形缠绕包扎部位，每 1 周完全覆盖前 1 周。包绕层数根据需要，但不能少于两层。

③将绷带末端毛边折下，用胶布或安全别针固底，注意避开损伤区域。

（2）斜形包扎法用于临时性的包扎或固定夹板时用。

具体操作步骤：

①环形包扎 2 周。

②右手将绷带斜形约 30°向上缠绕，每周互不重叠，中间留有空隙。

③再环形包扎 2 周。

④将末端毛边反折，用胶布固定，或将绷带尾端纵行撕开，分别包绕肢体后打一活结。

⑤螺旋包扎法用于直径大小差异不大的部位，如上臂、手指、大腿、躯干等。

⑥螺旋反折法是先由细处向粗处缠绕，每缠 1 周反折一次，并覆盖前周的 1/3，多用于肢体粗细不均匀的部位，如小腿等。

⑦"8"字形包扎法是用绷带重复以"8"字形来回缠绕，常用于固定肩、肘、膝关节等处。

⑧蛇形包扎法与螺旋法相似，但每周相互不覆盖，常用于简单夹板固定。

1.4 护理注意事项

（1）根据受伤部位选择合适的包扎用物和包扎方法,包扎前注意创面清理、消毒。

（2）包扎时要使患者的患处处于舒适体位,四肢包扎注意保持功能位置。

（3）包扎顺序原则上为从下向上,从远心端到近心端。

（4）包扎四肢时,应将指(趾)端外露,以便观察患肢的血液循环。

（5）对于外露的骨折或内脏器官,不可随便回纳,减少感染的危险。包扎出血伤口,应用较多无菌敷料覆盖伤口,再加适当的力度包扎,以达到止血目的。

2 固定

2.1 目的

（1）避免搬运时骨折端对周围重要组织:如血管、神经、内脏的损伤。

（2）减少骨折端的活动,减轻病人的疼痛。

（3）便于运送。

2.2 适应证

所有四肢骨折,脊柱骨折等。

2.3 操作前准备

木制夹板、钢丝夹板、充气夹板、负压气垫,塑料夹板、绷带、棉垫,其他材料如特制的颈部固定器、股骨骨折的固定架、紧急时就地取材的竹棒、木棍、树枝等。

2.4 操作步骤

（1）上肢固定法:固定前包扎伤口,临时固定用的夹板要超过断骨两端的关节。

（2）下肢固定法:自体固定法是将伤肢固定于健肢;夹板固定法同上肢固定法,但要求有足够长度,并应注意伤肢的骨隆突处加厚垫,以防止摩擦或压疮。

（3）颈部固定法:颈椎骨折患者取仰卧位,选用合适型号颈托固定颈部,松紧度要适宜。

（4）胸腰椎固定法:患者平卧于硬木板或脊柱固定板上,防止翻身,利用布带或固定带将患者固定于担架或木板上,以防患者躯体晃动,加重损伤。

2.5 护理注意事项

（1）应先处理危及生命的伤情、病情,如心肺复苏、止血包扎等,然后才是固定。

（2）固定是为了防止骨折端移位,而不是复位。不要尝试矫正或拉直畸形的受伤部位。

（3）固定肢体时应做到固定牢靠,松紧适当。一般可用预制的夹板,固定伤肢的上下关节,现场急救可就地取材,如木板、树枝等。在搬运和转送伤员在运送途中,如条件允许,可适当抬高患肢以利于肢体血液回流,减轻疼痛与肿胀。

3 搬运

3.1 适应证

（1）交通意外事故现场人多,不利于急救,必须马上将受伤患者转移到安全地方处理。

（2）火灾和煤气中毒现场,高温或低温对受伤者影响较大,易使病情恶化,也必须马上将其转移到能进行急救处理的地方。

（3）需紧急转送医院手术或抢救治疗的危重患者,如严重的胸部损伤、严重出血、严重烧伤、伴有昏迷的颅脑损伤等。

3.2 操作前准备

救护人员进入灾害性现场发现伤者后,应迅速携带伤者脱离充满毒气的房间、失火的楼房或即将倒塌的建筑物等危险现场。

3.3 操作步骤

在搬运过程中,掌握正确的救护方法既可以保证救护人员的生命安全,也可避免因搬运造成伤者的二次损伤。下面介绍几种搬运伤者的方法:

(1)徒手搬运:救护人员不使用工具,只运用技巧徒手搬运伤病员,包括背负法、抱持法、双人搬运椅托法、双人拉车法等。

(2)脊柱损伤搬运法:对于损伤严重的患者,如头颈部骨折、脊柱骨折、大腿骨折、开放性胸腹外伤等,必须有多名救护人员协同参加,应用器械才能防止因搬运不当而造成的伤残或死亡。对疑有脊柱骨折的伤者,均应按脊柱骨折处理。脊柱受伤后,不要随意翻身、扭曲。正确的搬运方法:先将伤者双下肢伸直,上肢也要伸直放在身旁或抱于胸前,硬木板或脊柱板放在伤者一侧,至少2名救护人员同时将患者轴向翻身,由一人指挥整体运动,将伤者移至木板上。在搬运过程中动作要轻柔、协调以防止躯干扭转。对颈椎损伤的患者,搬运时要有专人扶住伤者头部,使其与躯干轴线一致,防止摆动和扭转。伤者放在硬木板上后,用布带或专用固定带固定于担架上,以防止转运过程中发生摆动,造成再次损伤。对有大腿骨折的伤者,要先将伤肢用木板固定后再行担架搬运,以防止骨折端刺破大血管加重损伤,其他一些较严重的损伤也要使用担架搬运,以减轻伤者的疼痛。

3.4 护理注意事项

(1)搬运时注意患者的安全,动作要轻稳,不可触及患部;伤员抬上担架后必须扣好安全带,以防止坠落;上下楼梯时应保持头高位,尽量保持水平状态;担架上车后应给予固定;伤员保持头朝前的体位,根据患者的病情采取不同的体位,使其舒适。

(2)密切观察患者的生命体征,保持各种管道通畅,较长时间和远距离的运送应定时翻身,调整体位,协助大小便、饮食等。

(3)受伤者正在使用抢救仪器设备,需与担架固定牢固。在转运过程中,应防止途中颠簸摆动造成伤害。同时密切注意伤者的面色、呼吸、心跳,出现异常立即抢救。对扎止血带的患者,应该隔30~60min放松一次,每次1~2min。抽搐的患者使用牙垫防止咬伤舌头,危重伤者要做好明显的伤情标志,以便入院后能尽快抢救。在等待转运的过程中,原则上禁饮禁食,以免食物呛入气管而发生窒息或因病情需要延误手术。

二十一、海姆立克急救技术

木玉莲　周　芬

海姆立克急救法是用于气道突然被梗阻时的急救方法。它的原理是利用冲击腹部膈肌下软组织(中上腹部)产生向上的压力,压迫两肺下部从而驱使肺部残留空气形成一股气流,这股带有冲击性、方向性的长驱直入气管的气流,就能将堵住气管、喉部的食物硬块等异物驱除,使人获救。

1 呼吸道梗阻的临床表现

呼吸道异物梗死表现为突然呛咳、不能发音、呼吸急促、皮肤发紫,严重者可迅速出现意识丧失,甚至呼吸心跳停止。如果在异物误吸导致梗死后 4min 内的急救黄金期没有施以正确的急救措施,往往会导致窒息者非常迅速地死亡。

2 海姆立克法急救适用范围

(1)呼吸道异物:用于呼吸道异物的排除,主要用于呼吸道完全堵塞或严重堵塞的患者。

(2)溺水患者:用于抢救溺水患者,以排出呼吸道内的液体。

(3)适用于成人、婴幼儿等各类人群,可以救助他人也可以自救。根据人的不同年龄、不同身高,救助方法略有差异。

3 操作流程及步骤

(1)物品准备:带背的椅子、桌子等。

(2)方法/步骤:

①一岁以内婴儿

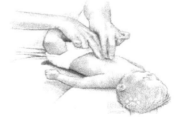
图1　婴幼儿呼吸道异物处理

这个时期的婴儿如果发生窒息,有呼吸道异物,则不可用海姆立克急救法,以免伤及腹腔内器官, 应改为拍背拍胸法。先将婴儿面朝下放置在手臂上,手臂贴着前胸,大拇指和其余四指分别卡在下颌骨位置。另一只手在婴儿背上肩胛骨中间拍5次。然后观察异物有没有被吐出。如果没有吐出,立刻将婴儿翻过来取仰卧位放置在大腿上。一手固定在婴儿头颈位置,一手伸出食指、中指,快速压迫婴儿胸廓中间位置,重复5次之后将孩子翻过来重复步骤一。直至将异物排出为止。

②一岁以上儿童及成年人

施救者站在被救者身后,两手臂从身后绕过伸到肚脐与肋骨中间的地方,具体部位为肚脐上两横指处。一手握成拳,另一手包住拳头,然后快速有力的向内上方

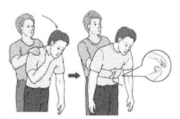
图2　1岁以上儿童及成年人窒息处理办法

冲击,直至将异物排出。因此,这一急救法又被称为"余气冲击法"。

③如果身边没有其他人,如何自救

这时候只能靠自己,趁着意识清楚一定要争分夺秒。自己一手握成拳,另一手包裹住,快速向内向上冲击肚脐与肋骨中间的位置,直到将异物排出为止。如果自己力气不够,那么迅速寻找一把带靠背的椅子或者桌子,然后将自己的腹部按压在桌角、椅背或者其他坚硬的物体上向内向上冲击,一定要快、准,反复冲击几次,排出异物。

④意识不清怎么办

如果窒息患者已经意识不清,那么上述方法就不适用了。这时候可以将患者面朝上摆正,脸偏向一侧,然后一手的手掌根部放置在肚脐与肋骨中间,另一手覆盖在手掌上,迅速向前向内冲击。

⑤极度肥胖或怀孕后期

对于此类患者无法环抱其腹部,应当采用胸部冲击法,姿势不变,只是左手的虎口贴在患者胸骨下半段中央处(与心肺复苏术按压位置大致相同),垂直向内做胸部冲击。

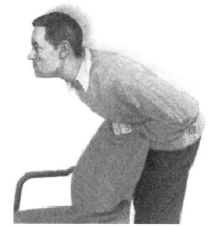

图3　自救方法

4 并发症

海姆立克急救法虽卓有成效,但也可产生并发症,尤其对老年人,因其胸腹部组织的弹性及顺应性差,故容易导致损伤的发生。如:肋骨骨折、腹部或胸腔内脏的破裂或撕裂。故发生呼吸道阻塞时,应首先采用其他方法排除异物,如果患者呼吸道部分梗阻,气体交换良好,就应鼓励患者用力咳嗽,并自主呼吸。在其他方法无效或患者情况紧急时再使用此方法。

5 观察要点与提示

(1)孩子被异物卡住喉咙后,避免用手抠,以免越抠越往里走。

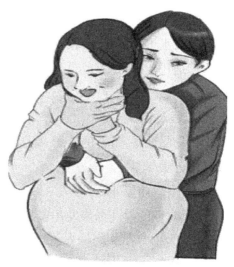

图4　孕妇处理方法

(2)窒息发生后越快抢救越好,黄金抢救时间只有4min。

(3)密切监测病人意识状况及生命体征变化,发现异常及时通知医生,对症处理。

(4)用此法抢救患者成功后,应密切观察病人有无并发症发生,积极预防和处理。

(5)对怀孕或肥胖患者进行胸部冲击法时,注意不要偏离胸骨,以免造成肋骨骨折。如果窒息患者发生意识丧失,应立刻进行心肺复苏。

二十二、经口气管插管患者的口腔护理技术

陈学仙　吴忠艳

1 目的

(1)防止口腔、口咽破溃。

(2)保证口腔卫生。

(3)降低呼吸机相关性肺炎。

2 评估

(1)评估患者的病情、生命体征、意识及合作程度,双肺呼吸音及痰鸣音情况。

(2)评估口腔黏膜有无发红、出血点、溃疡、破损;有无异味、牙齿有无松动、破损,是否佩戴义齿及口腔卫生情况。

(3)查看气管导管前端距门齿的距离(男性 22~24cm;女性 20~22cm),评估气囊压力,查看气囊是否漏气、气管导管固定方法。

(4)环境:安静、安全、清洁,光线适宜。

3 准备

(1)护士:仪表端庄,着装整洁,洗手,戴口罩(多耐患者穿一次性隔离衣)。

(2)物品:备齐物品、放置合理。

(3)体位:指高床头≥30°,头偏向一侧。

(4)漱口液:根据病人病情准备,一般采用口泰或生理盐水。

4 操作流程

(1)携物品至床旁,核对患者信息,评估患者。

(2)摆好体位(床头抬高 30°),吸净气管内和口腔内的痰液。

(3)肺部听诊(双肺上、中、下叶)呼吸音及有无痰鸣音,查看监护仪上生命体征,给纯氧 3min。

(4)检查气囊压力、查看气管插管深度(导管尖端至门齿的距离,通常成人为 22cm+2cm)。

(5)将治疗巾垫于患者颌下,头转向操作者一侧,置弯盘于患者口角旁,清点棉球。

(6)准备胶布,再次核对,手消戴手套,左手固定气管插管,并将导管移至口腔内一侧,观察口腔黏膜,查看气管导管刻度。

(7)湿润口唇,擦净口周,右手使用血管钳夹取一个棉球擦拭对侧口腔(对侧上外侧面、内侧面、咬合面,对侧下外侧面、内侧面、咬合面、颊黏膜、硬腭、舌面)撕开近侧胶布,检查气管插管深度,取出牙垫,更换新牙垫,用胶布将气管插管导管及牙垫固定于对侧,注意胶布的松紧。

(8)左手固定气管导管及牙垫,右手同法擦拭近侧牙齿、面颊、硬腭及舌面(一个棉球擦洗一个部位,每次更换一个棉球)。操作中观察患者有无病情变化,检查口腔清洗情况,查看有无棉球遗留

在口腔内,检查插管刻度,固定气管插管及牙垫。

(9)擦洗口唇,擦净口周,清点棉球,再次评估口腔情况,检查气管插管深度,撤除弯盘和治疗巾,手消,调节气囊压力,听诊肺部呼吸音及痰鸣音,观察患者生命体征,整理床单,调整舒适体位。

(10)手消,整理用物,回治疗室,处置用物,洗手,记录。

5 注意事项

(1)全程固定气管插管,注意插管深度,避免管路滑脱、打折、堵塞,躁动患者适当约束或应用镇静剂。

(2)操作前、后认真清点棉球,并用止血钳夹紧棉球,每次 1 个,以防棉球遗落在口腔内;擦洗时棉球不宜过湿,防止因水分过多造成误吸,钳端不可暴露在棉球外。

(3)擦洗时动作要轻柔,以免损伤口腔黏膜及牙龈,特别是凝血功能异常的病人。

(4)每次行口腔护理应更换牙垫及位置,避免同一部位口腔黏膜长时间受压。

(5)监测血氧,发现病人痰多时,要及时吸出。

(6)如发现口腔有白斑、溃疡、出血等异常情况,及时通知医生,遵医嘱予相应的处理。

6 并发症

(1)窒息。

(2)吸入性肺炎。

(3)口腔黏膜损伤。

(4)口腔及牙龈出血。

(5)口腔感染。

(6)恶心、呕吐。

第四部分　中心建设相关知识

一、胸痛中心建设

何　佳　周　芬

建立胸痛中心的主要目的是为急性心肌梗死、主动脉夹层、肺动脉栓塞等以急性胸痛为主要临床表现的急危重症病人提供的快速诊疗通道；是为胸痛尤其是急性胸痛患者建立起根据危险分层实施救治的快速而规范的诊疗通道。可以将胸痛中心的工作目标概括为十六字方针，即"快速诊断、及时治疗、降低死亡、避免浪费"。其中前十二字主要针对胸痛患者中的高危人群，而最后四个字主要是针对低危胸痛患者，要尽快将低危人群筛查出来，及时从监护对象中排除出去。

胸痛中心的建立具有重要的意义：①缩短病人获得专业性救治的时间。②最大程度降低病死率和并发症发生率，防止不稳定型心绞痛和 NSTEMI 发展成 STEMI。③采用快速、标准化治疗方案，降低医疗费用。④高效筛查低危胸痛病人，避免过度检查和治疗。⑤改善病人健康相关生活质量和就诊满意度。

第一节 急性胸痛的鉴别诊断流程图

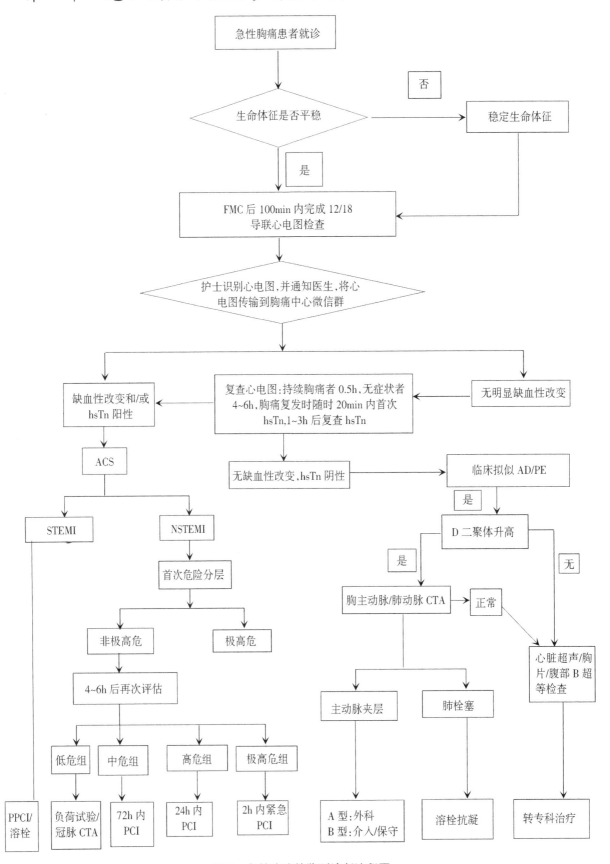

图 1 急性胸痛的鉴别诊断流程图

第二节 急性冠状动脉综合征

急性冠状动脉综合征(ACS):特指冠心病中急性发病的临床类型,是在冠状动脉硬化的基础上,粥样斑块破裂、破损或出血、血管痉挛,导致血栓形成,继发完全或不完全闭塞性血栓形成的一组临床综合征。不同类型的急性冠状动脉综合征都具有急性发病的特点,而急性发病大多与内膜损伤或斑块破裂有直接的关系。内膜损伤常诱发血管痉挛,在血管痉挛的基础上可伴有继发血栓形成,而斑块破裂则多诱发急性血栓,其血栓形成速度和类型主要取决于斑块破裂程度、斑块下脂质暴露于血液循环的多少和体内凝血和纤溶活性之前的平衡状态等,而病人症状的严重程度及预后结果则取决于心肌缺氧的持续时间和程度。

急性冠状动脉综合征有多种临床分类。根据发病早期心电图 ST 段变化,ACS 可分为非 ST 段抬高型和 ST 段抬高型,包括小部分变异型心绞痛。前者包括不稳定型心绞痛(UA)和非 ST 段抬高型心肌梗死(NSTEMI),后者主要是 ST 段抬高型心肌梗死(STEMI)。

由于不同的发病机制造成不同类型急性冠状动脉综合征的近、远期预后有较大的差别,因此正确识别急性冠状动脉综合征的高危人群并给予及时和有效的治疗可明显改善其预后,具有重要的临床意义。临床上根据病人症状、体征、心电图、心肌损伤标志物、其他辅助检查及血流动力学等指标进行早期诊断和危险分层,其中 STEMI 往往伴有持续性胸痛或反复发作,且较高概率合并心源性休克、急性肺水肿或持续性低血压,危险程度最高。因此,对于急性冠状动脉综合征病人应做到早期诊断危险分层、正确分流、科学救治。

1 急性 ST 段抬高型心肌梗死

1.1 概述

心肌梗死是指心肌缺血性坏死,急性心肌梗死是在冠状动脉病变的基础上,发生冠状动脉血供急剧减少或中断,使相应的心肌严重而持久地缺血所致的部分心肌急性坏死。临床表现为胸痛、急性循环功能障碍,反映心肌急性缺血、损伤和坏死等一系列特征性心电图演变以及血清心肌标志物的升高和心肌结构蛋白的变化,并可出现多种心律失常、心源性休克或心力衰竭。

1.2 临床表现

(1)诱发因素:本病在春、冬季易发病,与气候寒冷、气温变化有关,常在安静或睡眠时发病,以清晨 6 时至午间 12 时发病最多。大约有 1/2 的病人有诱发因素,如剧烈运动、重体力劳动、过度用力、创伤、情绪激动、精神紧张、饱餐、饮酒、急性失血、出血性或感染性休克、主动脉瓣狭窄、发热、心动过速等引起心肌耗氧增加的因素。

(2)前驱症状:半数以上病人在发病前数日有乏力、胸部不适,活动时心悸、气急、烦躁、为急性心肌梗死、心绞痛等前驱症状。

(3)疼痛是最早出现、最为突出的症状。疼痛部位常位于胸骨后、心前区或前胸部两侧,可向颈部、下颌、左肩等部位放射。部分病人疼痛位于上腹部,被误认为胃穿孔或急性胰腺炎等急腹症,部分病人疼痛放射至下颌、背部上方,常被误认为牙痛或骨关节病。疼痛性质与心绞痛相同,但常发生于安静或睡眠时,疼痛程度较重,范围较广,持续时间可长达数小时或数天,休息或含用硝酸甘油片多不能缓解,病人常烦躁不安、出汗、恐惧,或有濒死感。但有部分 ST 段抬高型心梗病人为无痛性的,尤其多见于糖尿病或老年病人,一开始即表现为休克或急性心力衰竭。

(4)全身症状:主要表现为发热,伴有心动过速、白细胞增高和血沉增快等,一般在疼痛发生后

24~48h 出现,程度与梗死范围常呈正相关,体温一般在 38℃上下,很少超过 39℃,持续 1 周左右,主要由坏死物质吸收所引起。

（5）胃肠道症状:部分病人伴有恶心、呕吐和上腹痛,与迷走神经受坏死心肌刺激和心排血量降低组织灌注不足等有关;有的病人伴有肠胀气,重症者可发生呃逆,多见于下壁心肌梗死。

（6）心律失常:多发生于起病后 1~2 周内,尤以 24h 内最多见,可伴乏力、头晕、晕厥等症状,以室性心律失常最多见,前壁心肌梗死易发生室性心律失常。下壁心肌梗死易发生房室传导阻滞。

（7）低血压和休克:疼痛期血压下降常见,但未必是休克。如疼痛缓解而收缩压低于 80 mmHg,病人烦躁不安、皮肤湿冷、脉细而快、大汗淋漓、尿量减少、反应迟钝,甚至昏厥者,则为休克的表现。

（8）心力衰竭:主要是急性左心衰竭,梗死后心脏舒缩力显著减弱或不协调所致,病人出现呼吸困难、咳嗽、发绀、烦躁等症状,严重者可发生肺水肿,随后可发生颈静脉怒张、肝大、水肿等右心衰竭表现。右心室心肌梗死者可一开始即出现右心衰竭的表现。

（9）体征:心脏可有轻、中度增大;心率增快或减慢;心尖区第一心音减弱,可出现第三或第四心音奔马律。

（10）并发症:心室游离壁破裂、室间隔穿孔、乳头肌功能失调或断裂、梗死延展、再梗死;心室附壁血栓或下肢静脉血栓破碎脱落所致体循环栓塞或肺动脉栓塞。

1.3 辅助检查

（1）心电图:是最为方便和普及的检查及诊断手段之一,又有其特征性改变及动态演变,临床上只要怀疑有急性心肌梗死,必须尽快行 12 导联或 18 导联心电图,检查确定或排除急性心肌梗死的诊断。其特征性改变在面向透壁心肌坏死区的导联上出现以下特征性改变:

①宽而深的 Q 波(病理性 Q 波)。②ST 段抬高呈弓背向上型。③T 波倒置,往往宽而深,两支对称,在背向梗死区的导联上则出现相反的改变,R 波增高,ST 段压低,T 波直立并增高。

STEMI 的心电图动态改变包括: ①起病数小时内可无异常,或出现异常高大、两股不对称的 T 波,为超急性期改变。②数小时后,ST 段明显高,弓背向上,与直立的 T 波连接,形成单相曲线;数小时到 2d 内出现病理性 Q 波,同时 R 波减低,为急性期改变。③Q 波在 3~4d 内稳定不变,以后大部分永久存在,如不进行治疗干预,ST 段抬高持续数日至 2 周左右,逐渐回到基线水平,T 波则变为平坦或倒置,是为亚急性期改变。④数周至数月以后,T 波呈 V 形倒置,两支对称,波谷尖锐,为慢性期改变,T 波倒置可永久存在,也可在数月至数年内逐渐恢复。心电图可对急性心肌梗死进行定位诊断。

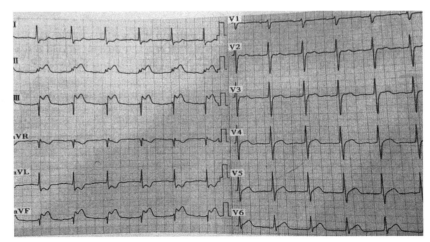

图 2　急性下壁心肌梗死(Ⅱ、Ⅲ、aVF 导联 ST 段抬高,Ⅲ、aVF 导联 QRS 波呈 qR 型)

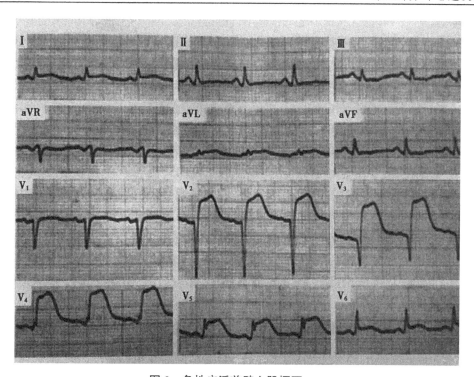

图3 急性广泛前壁心肌梗死

表1 心电图对急性心肌梗死的定位诊断

心肌梗死部位	梗死图形的导联
前间壁	V1-V3
前壁	V3 V4 V5
广泛前壁	V1-V6
下壁	II III aVF
后壁	V7-V9
高侧壁	I aVL
前侧壁	V5 V6
右心室	V3R-V5R
正后壁	V7 V8 V9

（2）心肌损伤标志物：包括肌红蛋白（MYO）、肌酸磷酸激酶（CK或CPK）、肌酸激酶同工酶（CK-MB）、门冬酸氨基转移酶（AST）、乳酸脱氢酶（LDH）及其同工酶、心肌肌钙蛋白I（cTnl）等，是鉴别心绞痛和心肌梗死的重要标志物。

（3）影像学检查：超声心动图可有助于了解心室壁的运动情况及左心室功能，同时可发并发症，如心脏破裂、室壁瘤、乳头肌功能失调等。X射线检查能够早期发现心力衰竭和心脏扩大的迹象，以及急性左心衰竭引起肺水肿时的改变。放射性核素显像可评判心肌灌注情况，同时可评价病人的心功能情况。心脏MR和冠状动脉CT作为新的诊断方法已逐渐应用于临床，是重要的无创检查手段。冠状动脉造影可明确冠状动脉闭塞的部位，用于考虑行介入治疗者。

1.4 急救与护理措施

急性心肌梗死的治疗原则是保护和维持心脏功能,挽救濒死心肌,防止梗死面积进一步扩大,缩小心肌缺血的范围,及时处理严重心律失常、泵衰竭和各种并发症,防止猝死。急性心肌梗死的救治强调时间性,从首次医疗接触开始,早期诊断,危险分层,正确分流,科学救治。急诊护士应在ACS病人尤其是AMI病人的诊断、救治、康复等各方面发挥作用,缩短病人就诊时间和院前检查、处理、转运所需的时间。

(1)紧急处理:

①卧床休息:绝对卧床休息,保持安静,禁止探视,降低心肌耗氧量。根据病情采取舒适体位,合并心力衰竭者采取半卧位。

②建立静脉通路:迅速建立静脉通路,应尽量使用静脉留置针(20号)在左上肢穿刺,必要时建立两条以上的静脉通路,以备抢救和急诊介入手术中方便用药。

③吸氧:以 3~5L/min 进行吸氧。

④监测:连接心电监护,持续监测生命体征。注意电极位置应避开除颤部位和心电图胸前导联位置。

⑤心电图:快速床旁做 12 或 18 导联心电图,要求在进医院大门的 10min 内完成。

⑥急救物品:备好急救药品和仪器。

⑦检验:协助医生留取血标本,做血常规、凝血四项、心肌损伤标志物、肝肾功能血生化、血气分析等化验检查。

⑧镇痛:对伴有疼痛的病人遵医嘱给予吗啡、硝酸甘油、β受体阻断药,通过血管扩张、降低心脏负荷、改善心肌缺血、降低心肌的耗氧而达到止痛的效果。

⑨行急诊 PCI 手术:需要行急诊经皮冠状动脉介入治疗(PCI)手术者,立即遵医嘱给予阿司匹林、氯吡格雷或替格瑞洛、瑞舒伐他汀口服,备好转运设备,全程监护,护送病人到导管室。

⑩心理护理:做好心理护理和疾病相关知识的宣教,消除紧张、恐惧、焦虑情绪,减轻病人的心理压力及负担。

(2)严密观察病情变化:

①AMI 病人病情危重、变化迅速、随时都可能出现严重的并发症。

②密切观察病人意识、精神状态、面色、生命体征、尿量等变化,注意有无出冷汗、四肢末梢发凉等情况,警惕心源性休克和心力衰竭的发生。

③密切关注病人胸痛、胸闷等不适症状的改善情况,并注意伴随的症状和程度。

④严密观察心率、心律、心电图示波形态的变化,及早识别各种心律失常,及时报告医生并配合抢救。

⑤定时进行心电图检查和心肌酶的检测,了解急性心肌梗死的演变情况。

⑥做好护理记录。

(3)再灌注治疗及护理。

在冠状动脉急性闭塞后的20min,心肌开始由内膜向外膜坏死,这一过程大约需 4~6h。心肌再灌注治疗开始越早,心肌坏死面积越小,预后就相对越好。早期、迅速、完全、持续和有效的再灌注治疗是 STEMI 首选及最有效的治疗。

再灌注治疗的方法主要有:溶栓治疗、经皮冠状动脉介入治疗和冠状动脉旁路移植术。STEMI从发病开始算起,应在120min内使冠状动脉成功开通。对于溶栓治疗的要求是从进门(急诊)开始算起,应在30min内开始进针给予溶栓,即进门到进针时间应<30min;对于急诊PCI的要求是从进医院大门算起,应在90min内完成球囊开通血管,即从进门到球囊时间应<90min,不得延误。

(4)溶栓治疗。

①适应证

a.发病12h以内,预期FMC至PCI时间延迟大于120min,无溶栓禁忌证。b.发病12~24h仍有进行性缺血性胸痛和至少2个胸前导联或肢体导联ST段抬高>0.1MV,或者血流动力学不稳定的患者,若无直接PCI条件,应采取溶栓治疗。c.计划进行直接PCI前不推荐溶栓治疗。d.ST段压低的患者(除正后壁心肌梗死或合并aVR导联ST段抬高)不应采取溶栓治疗。e.STEMI发病超过12h,症状已缓解或消失的患者不应给予溶栓治疗。

②禁忌证

绝对禁忌证包括:a.既往有脑出血史或不明原因的卒中。b.已知脑血管结构异常。c.颅内恶性肿瘤。d.3个月内缺血性卒中(不包括4.5h内急性缺血性卒中)。e.可疑主动脉夹层。f.活动性出血或出血体质(不包括月经来潮)。g.3个月内严重头部闭合伤或面部创伤。h.2个月内或脊柱外科手术;严重未控制的高血压(收缩压180mmHg和/或舒张压>110mmHg),对紧急治疗无反应。

③溶栓剂选择:建议优先采用特异性纤溶酶原激活剂。重组织型纤溶酶原激活剂阿替普酶可选择性激活纤溶酶原,是目前最常用的溶栓剂。非特异性纤溶酶原激活剂包括尿激酶和尿激酶原,可直接将循环血液中的纤溶酶原转变为有活性的纤溶酶无抗原性和过敏反应。

a.剂量和用法:明确STEMI诊断后应当尽早用药(就诊至溶栓开始时间<30min),同时规范用药方法和剂量,以获得最佳疗效。

阿替普酶:有2种给药方案:①全量90min加速给药法:首先静脉推注15mg,随后0.75mg/kg在30min内持续静脉滴注(最大剂量不超过50mg,继之0.5mg/kg于60min持续静脉滴注(最大剂量不超过3mg)。②半量给药法:50mg溶于50mL专用溶剂,首先静脉推注8mg,之后42mg于90min内滴完。近年来研究表明,半量给药法血管开通率偏低,因此,建议使用按体重计算的加速给药法(特别注意肝素的使用不要过量)。

替奈普酶:国外使用的替奈普酶溶栓的剂量偏大,目前主要使用国产制剂(重组人TNK组织型纤溶酶原激活剂,RHTNK-PA)推荐剂量为16mg溶于3mL注射用水中,5~10s内静脉推注。替奈普酶是目前使用最方便、再通率最高的溶栓药物,特别适合基层医院及院前溶栓治疗。尿激酶:150万U溶于100mL0.9氯化钠溶液,30min内静脉滴入。溶栓结束后12h皮下注射普通肝素7500U或低分子肝素,共3~5d。链激酶150万U,60min内静脉滴注。

重组人尿激酶原:20mg溶于10mL0.9氯化钠溶液,3min内静脉推注,继以30mg溶于90mL0.9氯化钠溶液,30min内静脉滴完。

b.出血并发症及其处理:溶栓治疗的主要风险是出血,尤其是颅内出血。大部分颅内出血发生在溶栓治疗24h内。

c.疗效评估:溶栓开始后60~180min内应监测临床症状、心电图ST段抬高和心律变化。血管再通的间接判定指标包括:①60~90min内抬高的ST段至少回落50%。②TnT(Ⅰ)峰值提前至发病12h

内,CKMB 酶峰提前到 14h 内。③2h 内胸痛症状明显缓解。④治疗后的 2~3h 内出现再灌注心律失常,如房室传导阻滞或束支传导阻滞突然改善或消失,或者下壁心肌梗死患者出现一过性窦性心动过缓、窦房传导阻滞伴或不伴低血压。上述 4 项中,心电图变化和心肌损伤标志物峰值前移最重要;除③④组合外,出现上述任意两种组合即提示溶栓再通。

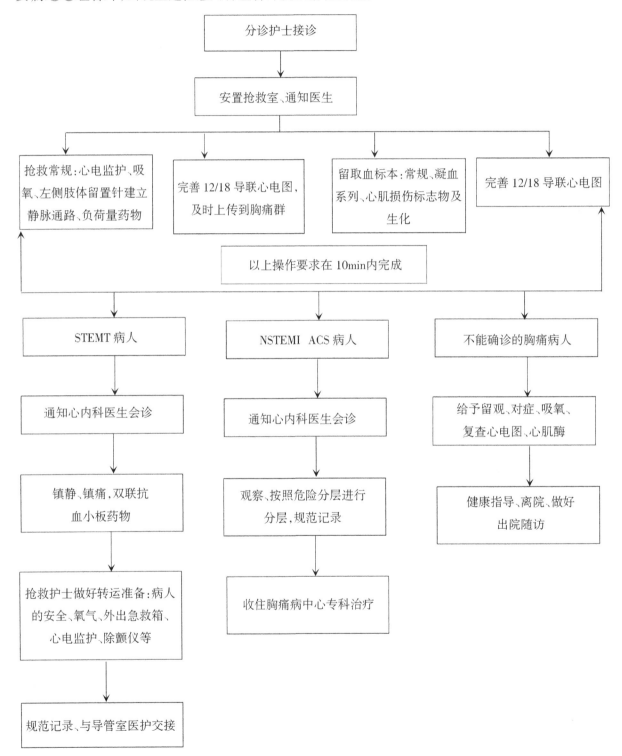

图 4　急性胸痛病人急诊抢救护理流程

2 非 ST 段抬高型急性冠状动脉综合征的诊疗常规

非 ST 段抬高急性冠状动脉综合征：包括不稳定型心绞痛（UA）和非 ST 段高型心肌梗死（NSTEMI），是由冠状动脉粥样斑块破裂或糜烂，伴有不同程度的表面血栓形成、血管痉挛及远血管栓塞所导致的一组临床综合征。常常存在富含血小板性血栓而导致管腔的不完全阻塞，引起冠状动脉血流降低和心肌缺血。NSTE-ACS 常有一过性或短暂 ST 段压低或 T 波倒置、低平或"伪正常化"，也可无心电图改变。根据心肌损伤血清生物标志物肌酸激酶同工酶（CK-MB）或心脏肌钙蛋白(cTn)测定结果，将 NSTE-ACS 分为 NSTEMI 和 UA。

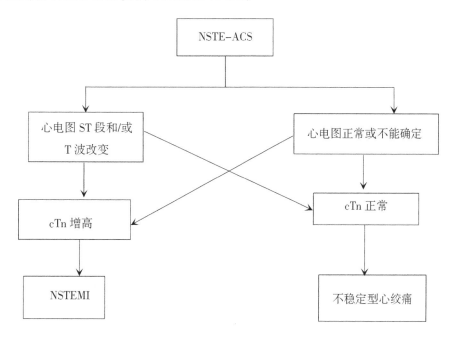

图 5 cTn:心脏肌钙蛋白、NSTE-AU:非 ST 段指高急性状动脉综合征,NSTEMI:非 ST 段指高性心肌梗死

2.1 急救与护理措施

NSTEMI/UA 是严重、具有潜在危险的疾病，要做到早期诊断、危险分层、正确分流、科学救治。其治疗主要目的有两个:即刻缓解缺血和预防严重后果（即死亡或心肌梗死或再梗死）。

（1）紧急处理

①卧床休息，保持安静，消除情绪紧张及顾虑。

②有发绀、呼吸困难或其他高危表现的病人给予吸氧，维持 $SaO_2 > 90\%$。

③心电图:快速床旁做 12 或 18 导联心电图。

④镇痛:保持安静，必要时应用小剂量镇静剂和抗焦虑药物，以减轻或缓解心绞痛。

⑤做好心理护理和疾病相关知识的宣教，消除紧张、恐惧、焦虑情绪，减轻病人的心理压力及负担。

⑥高度危险者可参照急性 ST 段抬高型心肌梗死的紧急处理。

⑦协助医生积极诊治可能引起心肌耗氧量增加的疾病，如感染、发热、甲状腺功能亢进、贫血、低血压、心力衰竭、低氧血症、肺部感染和快速型心律失常（增加心肌耗氧量）和严重的缓慢型心律失常（减少心肌灌注）。

（2）严密观察病情变化

①UA/NSTEMI 是严重、具有潜在危险的疾病,易发生死亡、心肌梗死或再梗死。

②观察病人胸痛、胸闷等不适症状的改善情况,并注意伴随的症状和程度。

③密切观察病人的精神状态及生命体征的变化,严密观察心率、心律、心电图波形的动态改变,以发现缺血和心律失常,及时报告医生并配合救治。

④定时进行心电图检查和心肌酶的检测,了解 UA/NSTEMI 的发展情况。

⑤做好护理记录。

(3)药物治疗和护理

①抗缺血药物:主要目的是减少心肌耗氧量(减慢心率、降低血压或减弱左室收缩力)或扩张冠状动脉,缓解心痛的发作。常用的药物有硝酸酯类药物、β 受体阻滞剂、钙离子拮抗剂等。

②抗血小板药物:环氧化酶抑制剂(阿司匹林)、腺苷二磷酸受体阻断剂(氯吡格雷、替格瑞洛等)血小板膜糖蛋白 Ⅱb/Ⅲa 受体抗剂(阿昔单抗)和环核苷酸类(双嘧达莫)。

③抗凝药物:常规应用于中危和高危组不稳定型心绞痛和非 ST 段抬高的心肌梗死病人中。常用的药物有普通肝素、低分子肝素、黄达肝葵钠等。

④降脂药物:他汀类药物在急性期应用可促使内皮细胞释放一氧化氮,有类硝酸酯作用,远期有抗炎症和稳定斑块作用,能降低冠状动脉疾病的死亡和心肌梗死发生率。

⑤血管紧张素转换酶抑制剂:研究表明,血管紧张素转换酶抑制剂(ACEI)可以降低急性心肌梗死合并左室功能不全或心力衰竭的死亡率及心血管事件发生率。对合并心功能不全的不稳定型心绞痛和非 ST 段抬高的心肌梗死病人,长期应用 ACEI 能降低心肌梗死和再发心肌梗死率。

第三节　急性主动脉夹层的诊疗常规

1 定义

主动脉夹层是指血液通过主动脉内膜裂口进入主动脉壁并造成动脉壁的分离,主动脉壁中层形成夹层血肿,并沿主动脉纵轴扩张的一种极为严重的心血管疾病。血液进入主动脉中层后,在管腔内压持续作用下,沿血管长轴分离主动脉中层,使撕裂的主动脉管壁内充满血液。典型的撕裂为主动脉前向血流导致的顺行撕裂,也有逆行撕裂导致破裂口近端受累。在血流剪切力的作用下,内膜片能进一步撕裂,导致远端假腔出口或远端破口。假腔的血液充盈扩大导致真腔受压缩小。也有部分患者由于主动脉中层滋养血管破裂导致主动脉壁间血肿发展而来。

2 主要临床表现

2.1 急性主动脉夹层的分类

Debakey 根据主动脉内膜撕裂口和分离范围将其分为 3 种类型:① Debakey 型:破裂口起自升主动脉,超越主动脉弓直至降主动脉。② Debakey 型:裂口起始并局限于升主动脉。③ Debakey Ⅲ型:裂口起始于降主动脉部,扩展范围累及降主动脉和(或)腹主动脉。

Daily 和 Millet 根据手术需要提出了更简单的分类法:

(1)Stanford A 型凡累及升主动脉的夹层病变(包括 Debakey Ⅰ、Ⅱ型)及破口位于左弓而逆行撕裂至升主动脉者。

(2)Stanford B 型病变始于主动脉弓颊部及以远的夹层病变(相当于 Debakey Ⅲ型)。

(3)Stanford 分类更有利于治疗手段的选择。亦即,A 型夹层适合外科治疗,而 B 型夹层适合腔内隔绝术治疗。

2.2 急性主动脉夹层的分期

传统的分期方法,起病 2 周以内为急性主动脉夹层,超过 2 周则为慢性主动脉夹层。分期的原因是14d 以内主动脉夹层并发症发生率,尤其是破裂率远远高于 14d 以上的夹层。目前多根据夹层的病理生理及临床变化特点,将其分为 3 期:

(1)急性期从发病到第 14d,此期病情最为凶险,变化快,病死率非常高,应该积极或尽快手术治疗。

(2)亚急性期发病第 15~28d,此期病情相对稳定,为进一步治疗赢得了时间,但血管组织充血明显,手术难度大。

(3)慢性期发病超过 28d,病情比较稳定,血管组织充血水肿逐渐消退,手术缝合比较牢固,充血机会明显减少,手术安全性明显提高。

2.3 症状

(1)疼痛是急性主动脉夹层最常见首发症状,典型疼痛非常剧烈,持续性,多半呈撕裂样、锐利或者刀刺样。且疼痛出现后立即达到最严重程度。此外,部分患者疼痛可以沿夹层扩张路径延续。疼痛部位对主动脉夹层的部位有一定的提示作用,最严重的在胸前,提示升主动脉受累;最严重在肩胛,提示降主动脉;背部、腹部、下肢疼痛提示累及降主动脉。大约有 5% 的患者并不出现疼痛,可见于马方综合征、激素治疗者等。

(2)血压变化 95% 的患者合并高血压,双上肢血压不对称或者上下肢血压显著差异,主要为主动脉夹层累及单侧锁骨下动脉或者股动脉导致血压变化。如果出现低血压,最常见的原因是夹层累及冠状动脉导致心肌梗死、心脏压塞、血胸或者破裂出血,同时需除外夹层累及双侧锁骨下动脉导致假性低血压。

(3)脏器或者肢体缺血除上述症状外,根据累及的周围组织及血管分支不同,可有不同的临床表现:合并主动脉瓣严重反流者可迅速出现心衰、心脏压塞,导致低血压及晕厥;主动脉沿途的分支动脉受累可导致相应脏器的缺血症状。缺血的临床症状因受累的器官而不同,如累及冠状动脉可出现心肌缺血甚至典型急性心肌梗死症状;累及颈总动脉可出现脑卒中;左侧锁骨下动脉开口的闭塞造成左上肢无脉;肠系膜上动脉受累可以出现肠道缺血的症状;双侧肾动脉受累若致完全闭塞可出现无尿、急性肾衰竭,但如果单侧肾动脉受累,对侧肾动脉功能正常,肾脏缺血也可没有任何症状;髂动脉闭塞则导致一侧或双侧下肢急性缺血,表现为肢体疼痛、麻木、股动脉搏动消失。

2.4 急救与护理措施

(1)紧急处理

①绝对卧床休息,保持病房安静,给予氧气吸入。

②迅速建立静脉通道。

③有效镇静与镇痛,根据医嘱及时用药,忌用抗凝或溶栓治疗。

④有效降压,以降低血压、减低左室收缩力和射血速度,减少血流搏动波对主动脉壁的冲击。应用降压药时应根据血压、心率调整滴速;对于夹层血肿破裂出血导致休克者,给予抗休克治疗,并予以输血或血浆。

⑤严密监测血流动力学指标,包括血压、心率、心律及出入量平衡;凡有心力衰竭或低血压者还应监测中心静脉压、肺毛细血管压和心排血量。监测两侧上肢血压以排除由于主动脉弓分支阻塞

导致的假性低血压。

⑥密切观察病人自觉症状,及早发现血管受累征象。

⑦需急症手术者应做好术前准备,转运前协助医师全面评估病人,携带转运仪器及急救药品,护士陪同将病人安全送至手术室或介入导管室。

(2)病情观察及护理

①疼痛:应密切观察疼痛的部位、性质及强度等有无改变,注意使用镇痛剂效果,一般强效镇痛剂对主动脉夹层常常无效,但可以减轻病人的焦虑、恐惧心理,使其配合治疗。

②血压及心率的变化:急性期病人常因剧痛表现为面色苍白、四肢湿冷、脉搏快而弱、呼吸急促等休克表现,但此时血压不下降,反而升高,这种血压与休克不平行关系为本病的特殊性。如果病人突然出现低血压,常提示血肿破裂。因此,严密观察病人的血压、心率等变化尤为重要,应在左右上肢、左右下肢同时测量,并详细记录,便于早期发现动脉内膜撕裂。

③观察动脉搏动:由于动脉血肿使主动脉分支(包括颈动脉在内)阻塞,应密切观察颈、肱、桡、股、足背动脉搏动的变化。如有搏动减弱、消失或两侧强弱不等、两侧血压的差别较大、上下肢血压差减小或消失等,应立即报告医生。

④尿量的观察:主动脉夹层病人当肾动脉受累时,可引起尿量减少,严重时,致肾小球坏死而出现肾衰,护应密切观察尿量的改变,准确记录24h出入量。

⑤神经症状的观察:由于病变累及中枢神经系统的动脉和肢体动脉或休克,可造成肢体麻木、下肢无力、感觉异常、反射消失、偏/截瘫、视觉改变、精神错乱、昏迷等;肾动脉受累时肾功能不全,使用硝普钠合代谢产物在体内蓄积而中毒,也会出现神经系统症状。因此,应密切观察病人的意识、瞳孔、末梢循环、肢体活动及反射等,发现异常,及时报告医生,及时处理。

3 急救流程

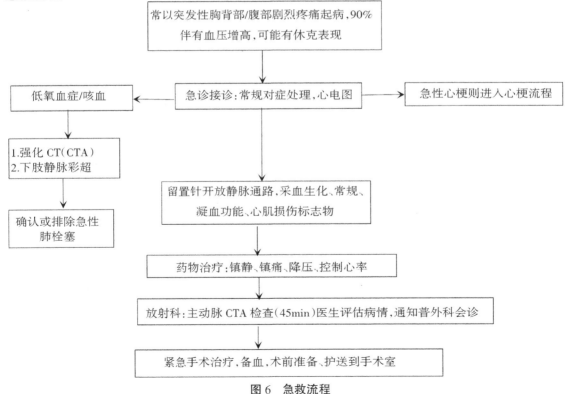

图6　急救流程

第四节 急性肺动脉栓塞的诊疗常规

1 定义

肺塞(PE)是以各种栓子阻塞动脉或分支而导致的一组疾病或临床综合征的总称。包括肺血栓栓塞症、脂肪栓塞综合征、羊水栓塞、空气栓塞等。

肺血栓栓塞症(PTE)是来自静脉系统或右心的血栓阻塞肺动脉或其分支所导致的以肺循环和呼吸功能障碍为主要临床表现和病理生理特征的疾病,是肺栓塞的常见类型。

2 概述

急性 PTE 是指血栓阻塞肺动脉或其分支而导致严重的肺循环和呼吸功能障碍,临床上多以休克、血流动力学改变、心功能不全或心肌损伤为主要病理特征的疾病。急性 PTE 80% 死亡者死于发病后 2h 以内,早期诊断、早期干预对急性 PTE 的救治尤为重要。

3 病因

任何可以导致静脉血液淤滞、静脉系统内皮损伤和血液高凝状态的因素,都会使 PTE 的发生危险性增高,一般分为原发性和继发性因素。

(1)原发性因素多与遗传变异相关,其特征为发病呈家族聚集倾向或 40 岁以下的年轻病人无明显诱因反复发生。包括 V 因子突变、蛋白 C 缺乏、蛋白 S 缺乏和抗凝血酶缺乏等。

(2)继发性因素后天的某种疾病或状态引起的血液性质改变和血流速度的减慢,根据进行预防抗凝治疗必要性的大小,可分为高危因素和一般危险因素。

①高危因素包括:长时间不活动,如长期卧床、治疗性制动、长途旅行等;下肢骨折;大手术后;有静脉血栓栓塞史。

②一般危险因素包括:肥胖;患有心血管疾病,如脑卒中、急性心肌梗死、心力衰竭等;高龄;吸烟;使用中心静脉导管、人工假肢;使用雌激素,如口服避孕药等。

4 临床评估与判断

4.1 病情评估

(1)症状 PTE 的症状多样,缺乏特异性,从无症状、隐匿,发展为血流动力学不稳定,严重者发生猝死。

①晕厥:大多数 PTE 唯一或首发症状,表现为突然发作的一过性意识丧失。

②咳嗽:早期为干咳或伴有少量白痰。

③不明原因的呼吸困难及气促:尤以活动后明显,为 PE 最多见的症状。

④胸痛:胸膜炎性胸痛和心绞痛样胸痛。当栓塞部位靠近胸膜时,由于胸膜的炎症反应可导致胸膜炎性胸痛,胸痛随呼吸运动而加重。心绞痛样胸痛是由冠状动脉血流减少、低氧血症和心肌耗氧量增加而引起,胸痛不受呼吸运动影响。

⑤咯血:多为少量咯血,大量咯血少见。呼吸困难、胸痛和咯血同时出现时称为"三联征"。

⑥烦躁不安、惊恐甚至濒死感:由严重的呼吸困难和剧烈胸痛引起,为 PTE 的常见症状。

4.2 体征

以呼吸急促最常见。

5 急救与护理措施

急性 PTE 处理原则是早期诊断、早期干预,根据病情的危险度分型选择合适的治疗方案。

5.1 紧急处理

(1)给予鼻导管或面罩吸氧,以纠正低氧血症。严密监测呼吸、心率、血压、心电图、血气的变化,建立静脉通道。

（2）绝对卧床休息,保持大便通畅,避免用力,以免增加深静脉血栓脱落的危险,必要时可适当使用镇静、止痛等治疗。

（3）维持呼吸、循环功能。右心功能不全伴血压正常者,可使用小剂量多巴酚丁胺和多巴胺;若出现血压下降,可增加多巴胺剂量或使用其他血管加压药,如去甲肾上腺素等。

5.2 药物治疗及用药护理

（1）溶栓治疗

①适应证:主要适用于高危PTE。对于中危PTE无禁忌证可考虑溶栓,对于血压和右心室运动功能均正常的病人不宜溶栓。溶栓的时间一般为14d内,若近期有新发PTE征象可适当延长时间。溶栓治疗应尽可能在PE确诊后慎重进行,对有明确溶栓指征的病人应尽早溶栓。

②禁忌证:伴有活动性内出血和近期自发性颅内出血是溶栓治疗的绝对禁忌,但对于致命性高危PTE,有明显溶栓指征者,上述绝对禁忌证应被视为相对禁忌证。相对禁忌证包括:2周内的大手术、分娩、有创检查;10d内的胃肠道出血、亚急性细菌性心内膜炎;15d内的严重创伤;3个月内的缺血性脑卒中;创伤性心肺复苏;心包炎或心包积液;脑出血、恶性高血压、出血性疾病、肝肾功能不全;年龄75岁等。

③溶栓常用药物:尿激酶、链激酶和重组组织型纤溶酶原激活剂。溶栓方案与剂量:a.尿激酶,2h溶栓方案:按20000IU/kg剂量,持续静脉滴注2h;或用负荷量4400UI/kg,静脉注射10min,随后以2200UI/（kg·h）持续静脉滴注12h。b.链激酶,首次负荷量为250000,静脉注射30min,随后以10000维持静脉滴注24h。

④溶栓用药护理:溶栓剂使用过程中应对相关实验室检查结果进行动态观察,评估溶栓疗效,密切观察有无并发症。当血压升高时,立即通知医生进行处理;密切观察出血征象,出血是溶栓治疗的主要并发症,血管穿刺处是常见的出血部位,严重时可发生腹膜后出血和或颅内出血。颅内出血虽极少见,但一旦发生预后差,约半数病人死亡。溶栓治疗病人应密切观察病人有无皮肤青紫、血管穿刺处出血过多、血尿、腹背部疼痛、严重头痛、神志改变等症状。为方便溶栓过程中采集血标本,避免因反复穿刺血管而导致的局部出血,给药前应留置外周静脉套管针,拔针后应加压按压穿刺部位,并延长压迫时间;每24h检测凝血酶原时间（P）或活化部分凝血活酶时间（ATPP）,当其水平降至正常值的2倍时遵医嘱开始应用肝素抗凝。

（2）抗凝治疗

抗凝治疗能够预防复发和新血栓形成,但不能直接溶解已存在的血栓。

①肝素:肝素的给药方式有静脉注射、皮下注射。普通肝素首剂负荷量为80U/kg或5000-10000U静脉注射,继之以18UI（kg·h）持续静脉滴注。应根据ATPP调整剂量,尽快使ATPP达到并维持正常值的1.5~2.5倍。低分子肝素应根据体重给药,每天1~2次皮下注射,不需监测ATPP和调整剂量。妊娠期间发病者可用肝素或低分子肝素治疗。

②华法林:在应用肝素后第1天即可加用华法林口服,初始剂量为3.0~50mg。由于华法林需要数天才能发挥全部作用,因此需与肝素重叠的应用数天。当国际标准化比值（INR,正常参考值0.8~1.5;是病人PT与正常对照凝血酶原时间之比的ISI次方。ISI是国际敏感度指数）达到2.0~3.0时,PT延长至正常值的1.5~2.5倍,且持续至少24h,可停用肝素,单独口服华法林治疗,并根据PT调

节华法林的剂量。口服华法林的疗程至少为 3 个月,若危险因素可在短期内消除,治疗 3 个月即可;对于栓子来源不明的首发病例,至少治疗 6 个月;对复发性 PTE 或危险因素长期存在者,抗凝治疗的时间应延长至 12 个月或以上,甚至终生抗凝。产后和哺乳期发病的妇女可口服华法林。

③新型抗凝药:包括直接凝血酶抑制剂(如阿加曲班、达吡加群酯)。

④抗凝用药护理:肝素或低分子肝素治疗的不良反应主要有出血和血小板减少症,血小板减少症的发生率较低,一旦发生,常比较严重。密切观察有无出血征象、监测 ATPP 和血小板减少症。治疗期 24h 内每 4~6h 检测 ATPP 一次,待达到稳定水平后,改为每天监测;治疗的第一周每 1~2d,第二周起每 3~4d 监测血小板计数,若出现血小板迅速或持续降低达 30% 以上,或血小板计数 $<100×$ 109L 应停用肝素。华法林的主要不良反应是出血,应用华法林治疗的前几周还可能引起血管性紫癜,导致皮肤坏死,因此,需密切观察出血征象。治疗期间需定期检测 INR,达到治疗水平时每周监测2~3 次,共监测 2 周,以后延长至每周监测 1 次或更长,发生出血时应用维生素拮抗。

二、卒中中心建设

何 佳 周 芬

卒中中心是组织化管理卒中患者的医疗模式。把传统治疗脑卒中的各种独立方法,如药物治疗、肢体康复、语言训练、心理康复、健康教育等组合成一种综合的治疗系统。目的是提供给卒中患者最佳医疗服务,包括高质量、标准化、有效的、花费及效果合适的措施。卒中中心是国家卫健委的一项政府工程。

卒中中心建设的好处:1.缩短入院到 CT 检查和治疗时间。2.快速神经科评价。3.更多的病人收入急性卒中单元住院。4.减少死亡率、致残率。5.减少医疗成本。总之,通过卒中中心建设整合、发挥好医院资源,通过多学科协作,使卒中患者得到快速、有效治疗,从而减轻患者损失和降低治疗成本。

脑血管病又称脑血管意外、脑中风、脑卒中,意思是脑血管发生了非常急的损伤。是指各种原因引起的脑部血液循环障碍,缺血、缺氧所致的局限性脑组织缺血性坏死或软化。

第一节 急性脑卒中的急诊救治流程

1 脑卒中的识别

1.1 卒中"120"及简易 FAST 原则

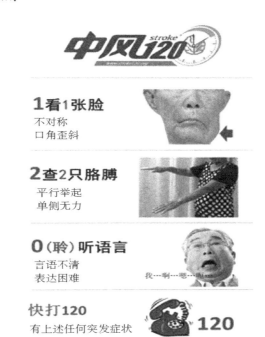

Zhao J.Liu.R.Str Oke 1–2–0:a rapid response progr amme stroke in China Lancet Neurol 2016;DOI:10:1016/S1474–4422(16)3

图1 脑卒中的识别及急救流程

1.2 患者突然出现以下症状时应考虑脑卒中可能

　　一侧肢体无力或麻木

　　一侧面部麻木或口角歪斜

　　言语不清或理解语言障碍。

　　双眼向一侧凝视

　　一侧或双眼视力丧失或模糊

　　头晕伴呕吐

　　既往少见的严重头痛或呕吐

　　意识障碍或抽搐

2 脑卒中的急诊流程

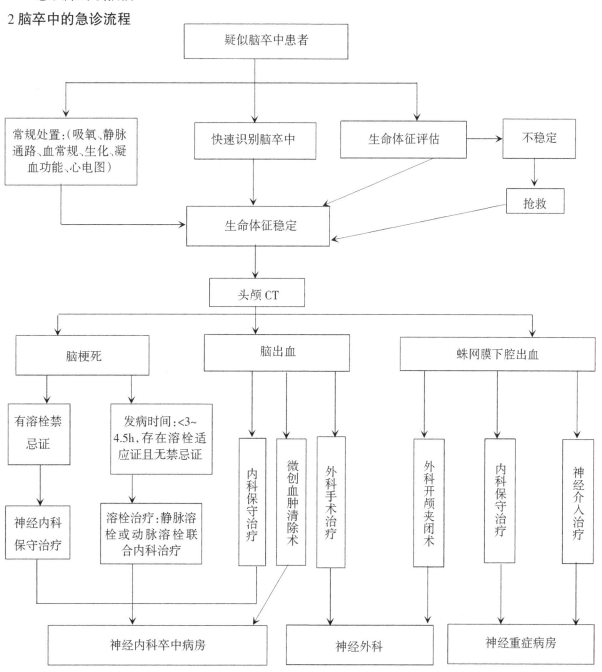

图 2　脑卒中的急救程流

第二节　缺血性卒中

1 概述

缺血性卒中又称为脑梗死,是指由于各种原因引起的脑部血液供应障碍,缺血、缺氧引起局限性脑组织坏死或脑软化。临床表现取决于梗死灶的大小和部位,主要为局灶性神经功能缺损的症状和体征,如偏瘫、偏身感觉障碍失语、共济失调等。

2 临床表现

2.1 病情评估

(1)诱因和前驱症状:多见于中、老年病人,有动脉粥样硬化及高血压、糖尿病等脑卒中危险因素,常在安静状态或睡眠中起病。部分病例起病前有头昏、头痛、眩晕、肢体无力及麻木等短暂性脑缺血发作(TIA)的前驱症状。病情多在几小时或几天内达到高峰,部分病人症状可进行性加重或波动。

(2)定位症状和体征:取决于血栓闭塞哪一根血管、梗死灶的大小或部位,可在数小时至 3 天内逐渐加重。

①颈内动脉系统脑梗死:病灶侧单眼一过性黑矇,偶可为永久性视力障碍。颈内动脉系统包括颈内动脉、大脑前、中动脉及其分支。梗死灶在同侧额、顶、叶或基底节区。a.构音障碍或失语。对侧中枢性面瘫。b.双眼向对侧注视障碍(向病灶侧同向偏视)。c.对侧中枢性偏瘫和偏身感觉障碍。

②椎基动脉系统脑梗死:梗死灶在脑干、小脑、丘脑、枕叶及顶枕交界处。a.症状为头晕、复视、呕吐、声嘶、吞咽困难、共济失调等。b.体征为交叉性,同侧周围性颅神经瘫痪,对侧中枢性偏瘫;交叉性感觉障碍。c.四肢感觉运动障碍。d.小脑共济失调,眼震、平衡障碍、四肢肌张力降低等。

(3)常用的评估工具:在急诊卒中病人的分诊时推荐采用以循证医学为依据的卒中快速筛查工具,如辛辛那提院前卒中筛查量表(CPSs)等。对卒中严重程度的评估常用的有美国国立卫生研究院卒中量表(NIHSS)等。

3 急救与护理措施

3.1 紧急处理

(1)给平卧位,必要时吸氧,呼吸功能严重障碍者应给予呼吸支持。

(2)密切监测生命体征和意识状态。

(3)建立静脉通路并进行血液检查。

(4)安排紧急头 CT 扫描,要求在到达医院 25min 内完成。

(5)获取 12 导联心电图,可识别因急性心肌梗死或心律失常引起的脑栓塞。

(6)目标血压控制。急性期病人会出现不同程度血压升高,其升高程度与脑梗死病灶大小部位及既往是否有高血压病史有关。溶栓治疗病人溶栓前期血压控制在收缩压<185mHg,舒张压<110mmHg。溶栓治疗开始后血压控制目标为收缩压<180mmHg,舒张压<105mmHg。非溶栓治疗缺血性卒中病人,在卒中发生后最初 24h 内,应通过合理的治疗手段使血压降低 15%,但不予降压药物治疗。如血压持续升高,收缩压>220mmHg 或舒张压>120mmHg,或伴有梗死后出血、合并夹层动脉瘤、肾衰竭、心力衰竭的病人可予降压治疗,并严密观察血压变化。

(7)控制血糖:急性期约 40% 病人存在高血糖,可以是原有糖尿病的表现或应激反应。高血糖、低血糖都能加重缺血性脑损伤,导致病人预后不良。当血糖增高超过 10mmol/L 时应立即给予胰岛素治疗,将血糖控制在 7.8~10mo/L。

3.2 溶栓治疗和护理

目前重组组织型纤溶酶原激活剂(t-PA)是急性缺血性脑卒中静脉溶栓的首选用药,但有严格的时间窗,从症状发生到溶栓时间应≤4.5h。美国心脏协会/美国卒中协会指南倡导从急诊就诊到开始溶栓(door to drug)应争取在60min内完成。

(1)t-PA应用方法:对缺血性脑卒中发病4.5h内病人,应按照溶栓的适应证和禁忌证严格筛选,尽快给予r-PA溶栓治疗。具体用法为:0.9mg/kg(最大剂量为90mg)计算药物总量,总剂量10%最初1分钟内静脉注入,余90%剂量静脉泵入维持1h。

(2)静脉溶栓的监测和护理

①静脉溶栓治疗及结束后2h内每15min进行一次血压测量和神经功能评估;然后每30min/次,持续6h;以后每小时1次直至治疗后24h。

②如出现严重头痛、高血压、恶心或呕吐,或神经症状体征恶化,应立即停用溶栓药物并进行脑CT检查。

③如收缩压≥180mmHg或舒张压≥105mmHg,应增加血压监测次数,并给予降压药物。

④鼻饲管、导尿管及动脉内测压管在病情许可的情况下应延迟安置。

⑤溶栓24h后,给予抗凝药或抗血小板药物前应复查CT或MRI。

3.3 抗血小板治疗和护理

不符合溶栓适应证且无禁忌证的缺血性脑卒中病人应在发病后尽早给予口服阿司匹林150~300mg/d,急性期后可改为预防剂量(50~325mg/d);溶栓治疗者,阿司匹林等抗血小板药物应在溶栓24h后重复CT或MRI没有发现出血再开始使用。如不能耐受或对阿司匹林过敏,可选用氯吡格雷作为代替。用药期间应严格掌握剂量,监测凝血指标,观察有无黑便、牙龈出血等出血的表现。

(1)动脉溶栓:动脉溶栓是使溶栓药物直接到达血栓局部,理论上血管再通率应高于静脉溶栓,且出血风险降低。然而其益处可能被溶栓启动时间的延迟所抵消。因此,动脉溶栓仅作为静脉溶栓的有效补充,不能替代静脉溶栓。发病6h内大脑中动脉闭塞导致的严重卒中,当不适合静脉溶栓或静脉溶栓无效,可严格筛选病人后实施动脉溶栓。

(2)机械取栓、碎栓:机械血栓清除术是实现急性缺血性脑卒中血流再灌注的新方法,其主要通过取栓、碎栓及加强溶栓药物在栓子局部的渗透作用实现血管再通,与药物溶栓协同发挥作用。如对于发病6h内的急性前循环大血管闭塞性卒中,发病4~5h内可在足量静脉溶栓基础上实施机械取栓。

3.4 并发症的急救与护理

(1)脑水肿和颅内压增高:脑水肿出现在缺血性脑卒中最初24~48h内,3~5d达到高峰。护理应注意观察病人有无内压升高表现,密切注意呼吸、心率、血压及神志、瞳孔的变化。如发生颅内压增高,应抬高床头30°,避免和处理引起颅内压增高的因素,并进行脱水降颅压治疗。

(2)梗死后出血:内出血是静脉溶栓最凶险的并发症,溶栓治疗24h内病人需卧床休息。密切观察病人意识、瞳孔和血压变化,定期进行神经功能评估,监测凝血功能,观察有无其他出血倾向。如溶栓后24h内症状加重,应首先通过影像学确定有无颅内出血,对于颅内出血或脑实质血肿形成,应暂缓使用或停用抗血小板聚集治疗,并积极控制血压,必要时手术清除血肿。

4 急救流程

4.1 急性脑卒中就诊流程

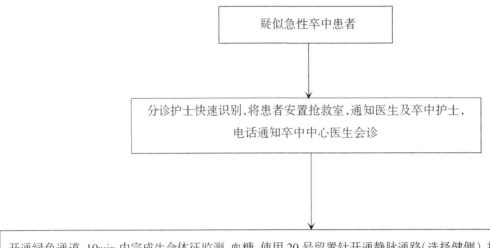

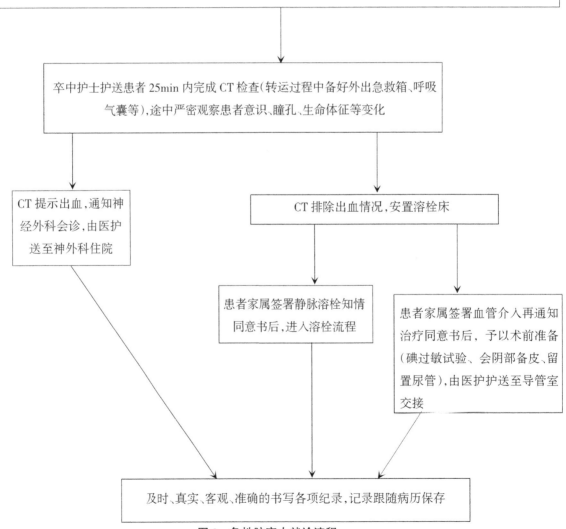

图 3　急性脑卒中就诊流程

4.2 急性缺血性脑卒中静脉溶栓流程

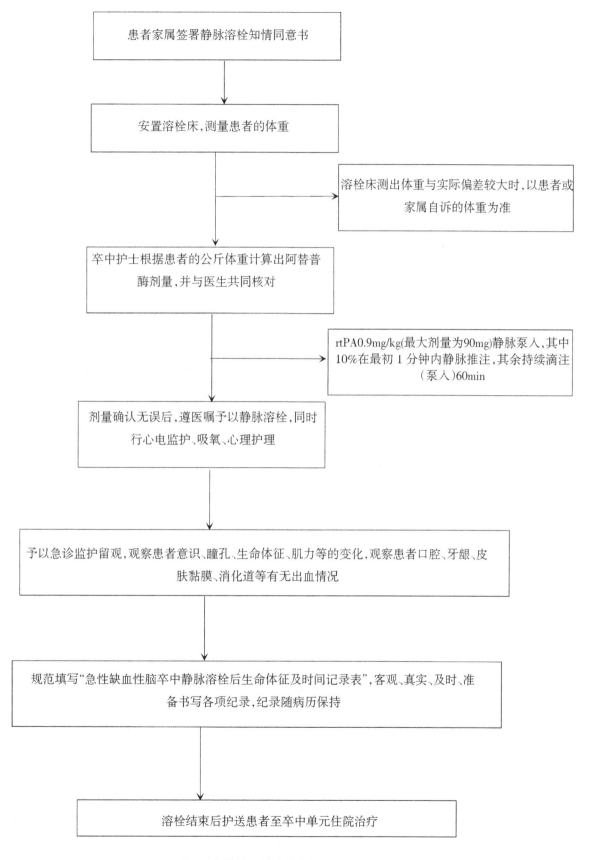

图4 急性缺血性脑卒中静脉溶栓流程

4.3 卒中护士工作职责

（1）卒中护士上班时间为 7×24h 工作制。

（2）卒中护士需提前 15min 接班,更换卒中护士值班照片、佩戴卒中护士袖套及卒中胸牌、查看卒中箱及急救仪器设备的应急状态。

（3）分诊护士快速识别卒中患者后立即开通绿色通道,卒中护士在 10min 内完成生命体征的测量、血糖检测、抽血生化、常规、凝血,予以吸氧。

（4）健侧肢体使用留置针开通静脉通路,协助医生行心电图检查及心电监护。

（5）25min 内护送患者完成 CT 检查(根据患者病情选择外出急救箱、呼吸气囊、卒中箱等),途中迎密观察患者的意识、瞳孔、生命体征等变化。

（6）CT 结束返回病房后,将患者安置溶栓床,予以急诊监护,根据医嘱进行静脉溶栓或脑血管介入治疗。

（7）卒中护士掌握静脉溶栓前、后的观察要点及护理,掌握溶栓药物的使用方法及注意事项。

（8）据实、规范记录各个时间点位,真实、客观记录各项护理文书。

第三节　出血性卒中

1 脑出血

1.1 脑出血概述

出血性脑卒中是根据出血部位不同分为脑出血和蛛网膜下腔出血。脑出血是指原发性非外伤性脑实质内出血,占急性脑血管病的 30%~40%,是急性脑血管病中死亡率最高的。主要表现为:头痛呕吐、偏瘫、失语、意识障碍、大小便失禁等,常伴有血压明显升高。

1.2 临床表现

（1）病情评估

①诱因:常发生于中老年人,男性多见,多有高血压病史,常在活动中或情绪激动时突然发生,少数在安静状态下发生。病人一般无前驱症状,少数可有头晕、头痛及肢体无力等。发病后数分钟到数小时达高峰。

②定位症状和体征:脑出血常因出血部位及出血量不同而临床表现各异。

a.基底核区出血:(a)壳核出血:最常见,因出血最常累及内囊而表现为"三偏征":偏、偏身感觉障碍和同向性偏盲,优势半球受累可有失语。出血量<30mL 临床症状轻,预后好;出血量>30mL,临床症状重,可出现意识障碍和占位效应,严重者可引起脑疝,甚至死亡。(b)丘脑出血:病人常出现丘脑性感觉障碍(深浅感觉减退,感觉过敏或自发性疼痛)、丘脑性失语(言语缓慢而不清、重复语言、发音困难等)、丘脑性痴呆(记忆力和计算力减退、情感障碍等)和眼球运动障(眼球向上注视麻痹等)。出血侵及内囊可出现对侧肢体偏瘫(多为下肢重于上肢)。(c)尾状核头出血:较少见,多由高血压动脉硬化和血管畸形破裂所致。常有头痛、呕吐、颈强直、精神症状,神经系统功能缺损症状并不多见。

b.脑干出血:约占脑出血的 10%,绝大多数为脑桥出血。常表现为突然发病,剧烈头痛、眩晕、复视、呕吐,一侧面部麻木等。症状常先从一侧开始,表现为交叉性瘫痪,头和眼转向非出血侧,呈"凝视瘫肢"状。出血量大时多迅速波及两侧,出现双侧面部和肢体瘫痪,双侧病理反射阳性。由于交感神经纤维受损,双侧瞳孔极度缩小,但对光反射存在。严重者由于出血破坏了联系丘脑下部调节体温的纤维出现中枢性高热、呼吸不规则,病情常迅速恶化,多数在 24~48h 死亡。

c.小脑出血:约占脑出血的 10%。常开始为一侧枕部的疼痛、眩晕、呕吐病侧肢体共济失调,可有脑神经麻痹、眼球颤、双眼向病变对侧同向凝视,可有肢体瘫痪。

d.脑叶出血:占脑出血的 5%~10%,出血以顶叶最常见,其次为颞叶、枕叶、额叶,40% 为跨叶出血。(a)顶叶出血:偏瘫较轻,偏身感觉障碍较重;对侧下象限盲;优势半球出血可出现混合性失语。(b)叶出血:对侧中枢性面舌瘫;肢体瘫痪以上肢为主;对侧上象限盲;优势半球出血可出现感觉性失语或混合性失语;可有叶癫痫、幻嗅、幻视。(c)枕叶出血:对侧同向性偏盲,可有一过性黑和视物变形;多无肢体瘫痪。(d)额叶出血:前额痛、呕吐、痫性发作、对侧偏瘫、精神障碍,优势半球出血表现运动性失语。

e.脑室出血:占脑出血的 3%~5%。表现为突然头痛、呕吐,立即昏迷或昏迷加深;双侧瞳孔缩小,四肢肌张力增高,病理反射阳性,早期出现去大脑强直,脑膜刺激征阳性;常出现丘脑下部受损的症状和体征,如应激性溃疡、消化道出血、中枢性高热等。如出血量少,仅部分脑室出血,表现类似蛛网膜下腔出血,病人意识清楚或仅有轻度障碍,预后良好。

f.中脑出血:较少见,表现为突然出现复视、眼睑下垂;一侧或两侧瞳孔扩大、眼球不同轴、水平或垂直眼震、同侧肢体共济失调,严重者很快出现意识障碍、去大脑强直,可迅速死亡。

1.3 急救与护理措施

(1)紧急处理

①立即给予平卧位,避免刺激,床头抬高 30°,减轻脑水肿。

②保持呼吸道通畅,清除口鼻腔分泌物和呕吐物,给予吸氧。舌后坠者给予口咽通气道协助通气,必要时气管插管。

③给予心电监护,密切观察意识、瞳孔、生命体征及四肢活动情况。

④建立静脉通路,留取血标本。

⑤迅速协助进行头部 CT 扫描。

⑥进行 12 导联心电图检查。

⑦对于烦躁不安或癫痫发作者,安置床档,必要时给予肢体约束,保障病人安全。

(2)调控血压脑出血后高收缩压与血肿扩大、神经功能恶化、残疾和死亡均有相关性。应在发病后 6h 内将血压降至目标水平,即收缩压<140mmHg。

(3)抗癫痫治疗和护理癫痫发作时立即清除病人口鼻腔分泌物,保持呼吸道通畅,放置牙垫防止舌咬伤,加强保护,防止病人受伤,同时遵医嘱应用抗癫痫药物。

(4)降颅压治疗和护理脑出血后 48h 脑水肿达高峰,维持 3~5d 后逐渐降低,可持续 2~3 周或更长。脑水可使内压增高并导致脑疝形成,是导致病人死亡的直接原因。积极降颅压是脑出血急性期治疗的关键。

(5)外科治疗壳核出血量 30mL 以上,小脑或丘脑出血量 1mL 以上,或内压明显增高内科治疗无效者,可考虑行开血肿清除、脑室穿刺引流、经皮孔血肿穿刺抽吸等手术治疗。

(6)并发症的急救与护理

①脑疝:注意评估有无脑疝的先兆表现,如剧烈头痛、喷射性呕吐、躁动不安、血压升高、脉搏减慢、呼吸不规则、双侧瞳孔不等大、意识障碍加重等,一旦出现立即报告医生,配合抢救。如静脉滴

注20%甘露醇或静脉注射塞米,保持呼吸道通畅,备好气管插管或气管切开包、脑室穿刺引流包等。

②上消化道出血:遵医嘱应用保护胃黏膜的药物,如西咪替丁、奥美拉唑等,防止胃黏膜损伤。注意观察病人病情,如发现病人出现面色苍白、口唇发绀、皮肤湿冷、烦躁不安、尿量减少、血压下降等失血性休克表现,立即配合医生进行抢救。

2 蛛网膜下腔出血

2.1 蛛网膜下腔出血概述

蛛网膜下腔出血通常为脑底部或脑表面的病变血管破裂,血液直接流入蛛网膜下腔引起的一种临床综合征,约占急性脑卒中的10%,出血性脑卒中的20%。SAH发病原因最常见为颅内动脉瘤(占50%~80%)破裂。

颅内动脉瘤是颅内动脉壁的囊性膨出,多因动脉壁局部薄弱和血流冲击而形成,极易破裂出血。人群中内动脉瘤的患病率为2%~7%,40~60岁人群多见。颅内动脉瘤破裂导致的蛛网膜下腔出血发病率位于脑血管意外的第三位,仅次于脑梗死和高血压脑出血。内动脉瘤按其位置可分为颈内动系统动脉瘤(约占90%)和椎基底动脉系统动脉瘤(约占10%)。未破裂的动脉瘤,临床可无任何症状。动脉瘤一旦破裂出血,表现为蛛网膜下腔出血,即突发的剧烈头痛、频繁、面色苍白、全身冷汗、体温升高、颈项强直、Kerning征阳性,重症者可出现意识障碍甚至昏迷。

2.2 临床评估与判断

(1)病情评估

①诱因:部分病人动脉瘤破裂出血前有劳累、突然用力或情绪激动等诱因,亦有少部分病人无明显诱因或在睡眠中发病。

②局灶症状:取决于动脉瘤部位、邻结构及动脉瘤大小。小的动脉瘤可无症状,较大的动脉瘤可压迫邻近结构出现相应的局灶症状。如颈内动脉一后交通动脉瘤和大脑后动脉瘤常有动眼神经麻痹,表现为单侧眼下垂、瞳孔散大、眼球内收、上、下视不能、直、间接对光反射消失。有时局灶症状出现在脑出血前,如头痛、眼眶痛,继之动眼神经麻痹,此时应警惕随之而来的动脉瘤破裂出血。动脉瘤破裂出血,血液流入蛛网膜下腔,可出现剧烈头痛、恶心、呕吐、面色苍白、全身冷汗、眩晕、颈强直,克氏征阳性,半数病人出现一过性意识障碍,严重者昏迷甚至死亡。大脑中动脉动脉瘤出血形成血肿,病人可出现偏瘫和/或失语,巨型动脉瘤压迫视路,病人有视力视野障碍。

3 急救与护理措施

3.1 紧急处理

(1)绝对卧床休息:高床头15°~30°,避免或尽量减少搬动病人,减少不良声、光刺激。

(2)避免用力:避免屏气、排便、剧烈咳嗽等导致血压和内压升高的因素。

(3)保持呼吸道通畅:给予氧气吸入。

(4)给予心电监护:密切观察生命体征、意识、瞳孔,以及头痛、恶心、呕吐等内压升高的症状。

(5)调控血压:将血压降至160mmHg的目标水平,直至通过血管内介入外科手术操作将动脉瘤封闭。

(6)烦躁者:遵医嘱应用镇静、镇痛药物,使用床栏,必要时约束病人,保障病人安全。

3.2 用药护理

遵医嘱应用降压药物,如甘露醇、呋塞米,止血药物如氨基己酸、巴曲酶等,应用钙通道拮抗药如尼莫地平预防血管痉挛。应用尼莫地平时应注意避光,严格控制速度,严密观察是否有血压波动、头痛、面部潮红、头晕等症状发生。

3.3 并发症的急救与护理

（1）再出血：再出血是脑出血主要急性并发症。为防止动脉瘤周围血块溶解引起再出血，护理时应注意避免用力咳嗽、打喷嚏、用力排便等不良刺激，血压升高时，遵医嘱应用降压药物。此外，可酌情选用抗纤维蛋白溶解药物，也可全脑血管造影明确动脉瘤位置、大小早期行手术夹闭或介入动脉栓塞动脉瘤。

（2）脑血管痉挛：脑血管痉挛严重程度与出血量相关，常表现为波动性偏瘫或失语，是死亡和致残的重要原因。应注意维持正常的血容量和血压，避免过度脱水，早期使用钙通道阻滞药，如尼莫地平，使用时应避光，严格控制速度，密切注意血压变化。

（3）脑积水：急性脑积水轻者表现为嗜睡、短时记忆受损、下肢腱反射亢进等体征，严重者引起内压升高甚至脑疝。亚急性脑积水表现隐匿，出现痴、步态异常和尿失禁。轻度脑积水可药物治疗，应用甘露醇、呋塞米等，对于脑积水经内科治疗后仍进行性加重，伴有意识障碍可紧急行脑室穿刺脑脊液外引流术降低内压、改善脑脊液循环、减少梗阻性脑积水。

三、创伤中心建设

杨菊秋　王文楼　李　斌

创伤中心是指医院将院内及创伤相关的主要外科相关科室、辅助科室集中前移到急诊功能区域。为了加强和规范创伤患者,建立的多学科诊疗模式,为创伤急救患者提供及时、全面、系统的监护、评估、诊断及医疗服务。

1 创伤概念

创伤从广义而言,是指人体受到外界因素(物理性、化学性或生物性等)作用后导致组织结构的破坏和(或)功能障碍;狭义而言,是机械力(如跌倒、钝器打击、交通事故、运动等)造成机体组织结构(如头部、颈部、躯干及四肢)任何部分完整性的破坏和(或)功能障碍。严重创伤是指危及生命或肢体的创伤,常为多部位、多脏器的多发伤,病情很严重,伤情变化极其迅速,并且病死率高。

2 ISS 评分及 TI 评分

创伤评分为评估和评价创伤严重程度量化标准,成为院前急救、院内急救和Ⅰ重症监护治疗必不可少的客观指标。创伤评分分为院前评分和院内评分两大部分。TI 评分作为院前启动创伤小组的标准;ISS 评分作为启动院内创伤小组的标准,院内评分着眼于评估伤员的预后。

2.1 ISS 评分

创伤严重度评分法(ISS)以解剖损伤为基础的相对客观及容易计算的方法,为医院内评分方案中应用最广的方法。其计算包括头颈部、面部、胸部、腹部和盆腔脏器、四肢以及骨盆,但不包括脊椎、体表 6 个方面,其计算值是取身体 3 个最严重损伤区域的最高 AIS 值得平方和。ISS 的分值范围为 1~75 分,≤16 分为轻伤,>16 分为重伤,>25 分为严重伤。计算时,将 6 个分区中损伤最严重的 3 个分区中各取一个最高 AIS 值,求其各自平方予以相加,即为该伤员 ISS 值,适用于多部位、多发伤及复合伤情评估。

表1　创伤严重度评分法(ISC)评分

损伤部位	AIS 分级(分值)					
	轻度(1分)	中度(2分)	重度(3分)	严重(4分)	危重(5分)	目前无法救治(6分)
头颈部	①头部外伤后,头痛头晕 ②颈椎损伤,无骨折	①意外事故致记忆丧失 ②嗜睡、木僵、迟钝,能被语言刺激唤醒 ③昏迷<1h ④单纯颅顶骨折 ⑤甲状腺挫伤 ⑥臂丛神经损伤 ⑦颈椎棘突或横突骨折或移位 ⑧颈椎轻度压缩骨折(≤20%)	①昏迷1~6h ②昏迷<1h伴神经障碍 ③颅底骨折 ④粉碎、开放或凹陷性颅顶骨折、脑挫裂伤、蛛网膜下腔出血 ⑤颈动脉内膜撕裂、血栓形成 ⑥喉、咽挫伤 ⑦颈髓挫伤 ⑧颈椎或椎板、椎弓跟或关节突脱位或骨折 ⑨>1个椎体的压缩骨折或前缘压缩>20%	①昏迷1~6h,伴神经障碍 ②昏迷6~24h ③仅对疼痛刺激有恰当反应 ④颅骨骨折性凹陷>2cm ⑤脑膜破裂或组织缺失 ⑥颅内血肿≤100mL ⑦颈髓不完全损伤 ⑧喉压轧伤 ⑨颈动脉内膜撕裂、血栓形成伴神经障碍	①昏迷伴有不适当的动作 ②昏迷>24h ③脑干损伤 ④颅内血肿>100ml ⑤颈4或以下颈髓完全损伤	①碾压骨折 ②脑干碾压撕裂 ③断头 ④颈3以上颈髓下轧、裂伤或完全断裂,有或无骨折
面部	①角膜擦伤 ②舌浅表裂伤 ③鼻骨或颌骨骨折△ ④牙齿折断、撕裂或脱位	①颧骨、眶骨、下颌体或下颌关节突骨折 ②LeFort Ⅰ型骨折 ③巩膜、角膜裂伤	①视神经挫伤 ②LeFort Ⅱ型骨折	LeFort Ⅲ型骨折		
胸部	①肋骨骨折▲ ②胸椎扭伤 ③胸壁挫伤 ④胸骨挫伤	①2~3根肋骨骨折▲ ②胸骨骨折 ③胸椎脱位、棘突或横突骨折 ④胸椎轻度压缩骨折(≤20%)	①单叶肺挫伤、裂伤 ②单侧血胸或气胸 ③膈肌破裂 ④肋骨骨折≥4根 ⑤锁骨下动脉或无名动脉内膜裂伤、血栓形成 ⑥轻度吸入性损伤 ⑦胸椎脱位,椎板、椎弓根或关节突骨折 ⑧椎体压缩骨折>1个椎骨或高度>20%	①多叶肺挫伤、裂伤 ②纵隔血肿或气肿 ③双侧血气胸 ④连枷胸 ⑤心肌挫伤 ⑥张力性气胸 ⑦血胸≥1000mL ⑧气管撕裂 ⑨主动脉内膜撕裂 ⑩锁骨下动脉或无名动脉重度裂伤 ⑪脊髓不完全损伤综合征	①重度主动脉裂伤 ②心脏裂伤 ③支气管、气管破裂 ④连枷胸、吸入烧伤需机械通气 ⑤喉、气管分离 ⑥多叶肺撕裂伤伴张力性气胸,纵隔积血、积气或血胸>1000mL ⑦脊髓裂伤或完全损伤	①主动脉完全离断 ②胸部广泛碾压

备注:AIS=6为最大损伤,损伤严重度评分自动确定为75分;△粉碎、移位或开放性骨折时加1分;▲有血、气胸或纵隔血肿时加1分。

2.2 TI评分

创伤指数(TI)以患者生命体征为基础的创伤计分法,它包括受伤的部位、损伤的类型、循环、呼吸及意识5个方面的评定。根据每个方面异常程度计以1、3、5或6分,5项计分相加即为总分。总分≤9分为轻度或中度损伤;10~16分为重度;17分为极重度;≥21分则病死率剧增;≥29分则80%在1周内死亡。TI评分>17分,在院前可启动院内创伤小组成员,以便进入严重创伤的流程。

表 2 创伤指数(TI)评分

项目及分值	1	2	5	6
受伤部位	四肢	背部	胸部	头、颈、腹
损伤类型	撕裂伤	挫伤	刺伤、撕脱伤	钝器伤、子弹伤
循环状态 外出血	有			
血压 mmHg		60~97	<60	测不到
脉搏		100~140	>140	无脉搏或<50
呼吸状态	胸痛	呼吸困难	发绀	无呼吸
意识状态	嗜睡	欢呼	半昏迷	深昏迷

备注:TI≤9 分为轻度或中度伤,需普通急诊治疗;10~16 分为中度伤,需住院治疗,多为单一系统损伤,无生命危险;≥21 分为极重伤,常为多发伤,有死亡可能。

3 处理流程

创伤现场救护的要点:"评安全,避传染",初步评估及处置按 A(Airway 呼吸道)、B(Breath 呼吸)、C(Circulation 循环)、D(Disability 神经系统)、E(Exposure 暴露)"来展开。再次评估是在完成初次评估基础上,继续对患者进行从头到脚 ABCDE 全面的评估。主要是对患者既往病史进行回顾,以及通过体格检查、辅助检查发现全身各个主要系统尚未被发现的损伤,根据结果进一步的检查确诊和处理。

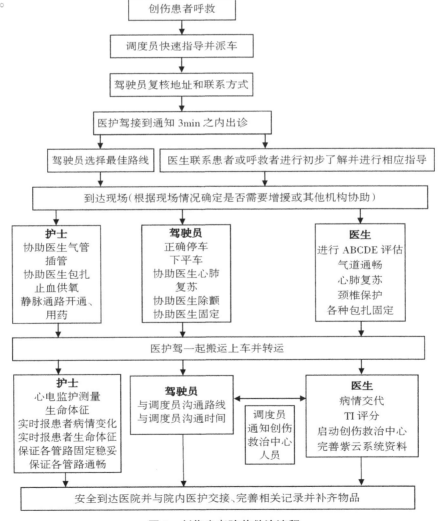

图 1 创伤患者院前救治流程

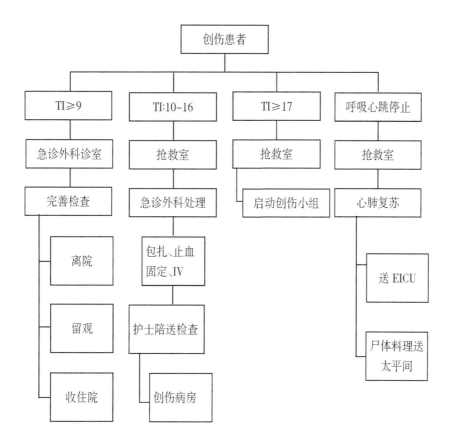

图 2 创伤分诊流程

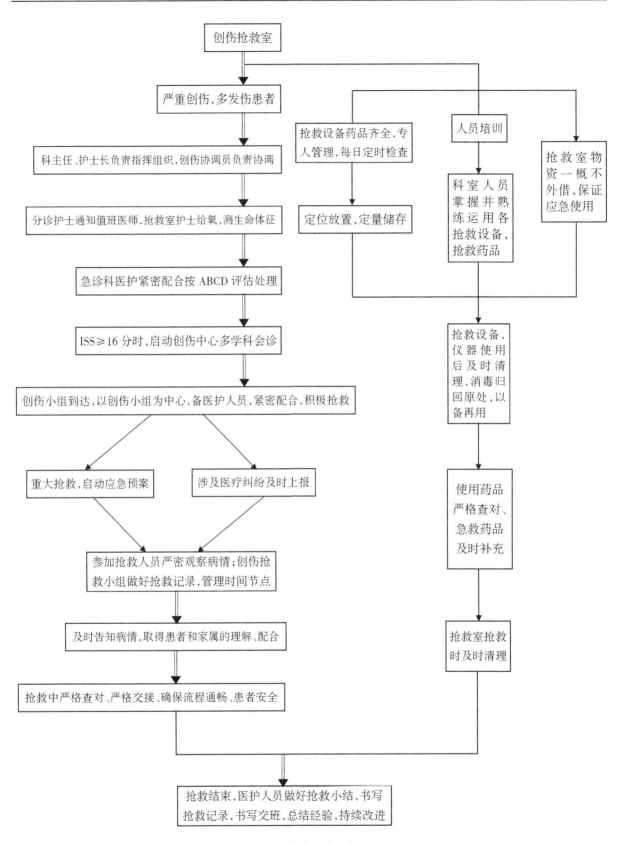

图3 创伤抢救室工作流程

4 严重创伤患者的救治流程和护理常规

严重创伤为临床常见的危急症,主要是交通事故、暴力以及高处坠落等外部原因造成,具有病情危急、复杂、发展快等特点。严重创伤患者若不及时进行抢救,可能出现失血性休克、心脏压塞等并发症,威胁到患者生命安全。严重创伤患者经过急诊室早期评估及处理,或接受确定性的急诊手术治疗后,应该尽快收住重症监护室,相关的专科医师保持密切联系。

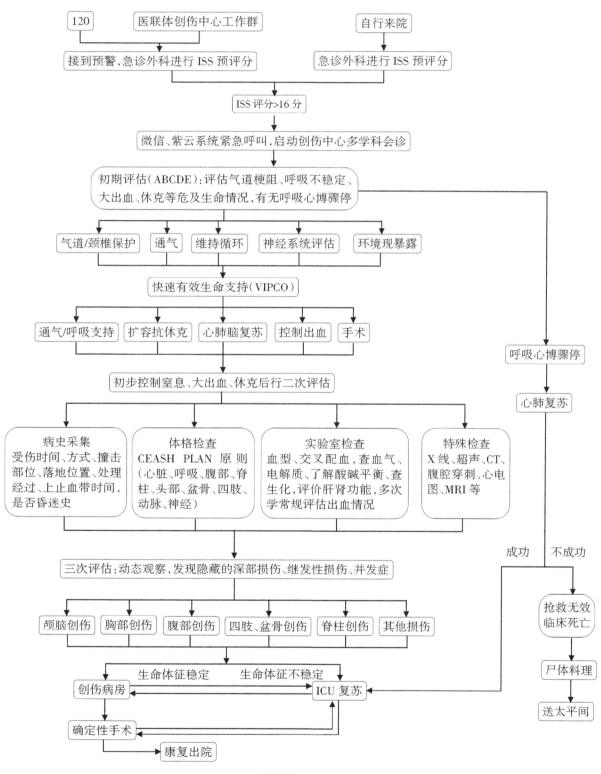

图4 严重创伤救护流程

4.1 观察要点

（1）气道情况：是否通畅、有无分泌物，颜面发绀等情况。

（2）呼吸情况：有无呼吸，呼吸的频率和深度。

（3）循环情况：血压、脉搏、毛细血管再充盈时间、出血量。

（4）意识水平，瞳孔情况，MEWS评分。

（5）充分暴露，检查全身的受伤情况。

（6）腹部体征：是否膨隆，有无腹膜刺激征的出现。

（7）肢体活动情况：有无运动障碍。

（8）各种实验室检查结果：X线、CT、B超、MRI、腹腔穿刺等特殊检查结果。

（9）用药后效果评价。

（10）评估患者及家属心理焦虑的情况。

4.2 护理措施

（1）无心跳呼吸者立即给予心肺脑复苏及进一步生命支持。连接心电监护，如为室颤或无脉性室速立即给予除颤。

（2）有呼吸的患者，给予鼻导管或面罩吸氧，保持氧饱和度在95%以上。

（3）给予持续心电监护、血压、氧饱和度监测。

（4）开通至少两条大的静脉通路（至少20号留置针），快速输入止血药物（氨甲环酸）及扩容液体。

（5）给予颈椎和脊柱制动直至证实无损伤。

（6）遵医嘱抽取血标本：血常规、生化、凝血三项、血型及抗体，术前免疫及备血，必要时对怀孕妇女监测RH类型。

（7）床边备好吸引物品和复苏设备：备齐有关导管如吸引管、胃管、胸管、尿管等。

（8）保持患者体温正常：必要时使用液体加温器、复温仪器或予以温热棉被覆盖。

（9）对合并血气胸的伤员，应及时协助医生行胸腔闭式引流术，减轻胸腔压力，改善肺气体交换功能，并严密观察引流液的颜色和量，一次性引出1000~1500mL或以上血量或引流3h内，引流速度在200mL/h以上者，做好紧急剖胸探查术的准备。

（10）做好术前准备，遵医嘱留置胃管、尿管并备皮。

（11）疼痛的护理：在根据医嘱使用有效止痛剂的同时，还可以进行暗示性语言及精神护理，以增强止痛的效果。

（12）心理护理：主动关心、同情伤员，紧急处理做到稳、准、轻、快、沉着冷静，让伤员有安全感。做好说服开导工作，消除伤员急躁情绪。尽可能多地接触伤员，多与其交谈以解除其孤独感和压抑感。

4.3 健康宣教

（1）急性期指导患者暂禁食水，为急诊手术做好准备。

（2）休息与活动：颈椎骨折者颈托固定，脊柱或骨盆骨折患者卧硬板床或气垫床。指导患者不可坐起，翻身时身体成一直线。肾挫伤早期指导患者绝对卧床休息，可减轻疼痛，防止挫伤后继发性出血和活动性出血等并发症的发生。

（3）随时向患者及家属讲解用药的目的、药物的作用、液体滴入的速度、注意事项等,以达到合理用药并减少不良反应的目的。

（4）宣教和解释各项检查、治疗的目的及注意事项。

5 多发伤患者的急救流程

多发性创伤简称多发伤,指同一致伤因素的作用下,人体同时或相继有两个或两个以上的解剖部位损伤。其中至少一处损伤危及生命,为临床常见的严重创伤,是致死、致残及脏器功能障碍的重要原因,其严重程度视 IIS 值而定,凡 ISS>16 分者应定为严重多发伤。

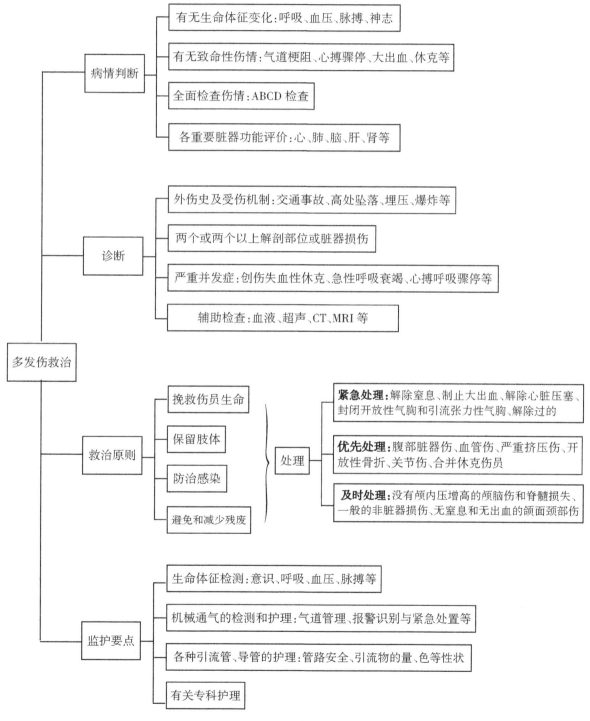

图 5　多发伤救护流程

6 颅脑损伤急救流程与护理常规

颅脑损伤指由外界暴力作用头部而引起,目前颅脑损伤的主要因素是交通事故、建筑、工矿作业、运动损伤及自然灾害等一些不可预料的因素,偶见难产或产钳引起婴儿脑损伤。致伤作用大小主要和外力的强度及运动速度有关,根据外力作用方式,分直接暴力及间接暴力两种。

（1）直接暴力:直接作用头部导致损伤的外力,可以根据作用点判断损伤的部位及性质。

（2）间接暴力:作用于其他部位后通过传递作用于头部引起颅脑损伤的外力。间接暴力虽然着力点不在头部,头部可无外力作用痕迹,但其导致的损伤往往比较重。

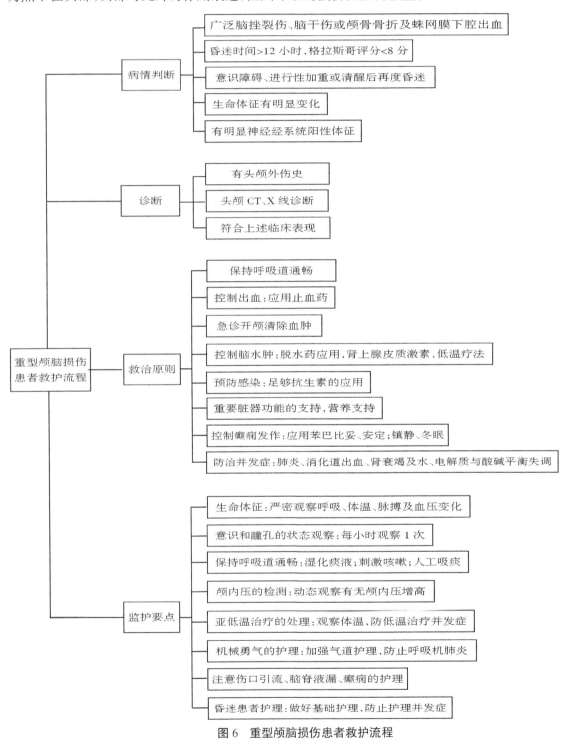

图 6　重型颅脑损伤患者救护流程

7 护理常规

7.1 观察要点

(1)气道情况:是否通畅、有无分泌物,颜面发绀等情况。

(2)呼吸情况:有无呼吸,呼吸的频率和深度。

(3)循环情况:血压、脉搏、毛细血管再充盈时间、出血量。

(4)神经系统症状及体征:意识、瞳孔、肌力、肌张力、言语、感觉等。

(5)充分暴露,检查全身的受伤情况。

(6)CT 或 MRI 的结果:出血的部位和出血量。

(7)用药后效果评价。

(8)既往病史:高血压、高血脂、脑卒中、糖尿病、血液病等。

(9)评估患者及家属心理焦虑的情况。

7.2 护理措施

(1)体位与活动:早期安静卧床休息,尽量减少搬动。病情允许时抬高床头 15°~30°,有利于颅内静脉回流,减轻脑水肿。

(2)对烦躁不安或有精神症状者,根据医嘱给予镇静或减轻精神症状的药物,必要时使用约束具;防止坠床、跌倒、烫伤及拔管等意外发生。

(3)给予持续心电监护、血压、氧饱和度监测。

(4)遵医嘱抽取血标本:血常规、生化、凝血三项、血型及抗体,术前免疫及备血,必要时对怀孕妇女监测 RH 类型。

(5)正确使用脱水药物:用药期间注意观察进出量是否平衡,有无脱水、低血钾等水、电解质紊乱情况。

(6)监测生命体征:注意血压、脉搏、呼吸、体温、头痛的变化。

(7)监测神经系统体征:意识(CCS)、瞳孔、肌力、语言、反射。

(8)做好术前准备,遵医嘱留置胃管、尿管并备皮。

(9)指导患者避免做使颅内压增高的动作:如用力咳嗽、打喷嚏、屏气、用力排便等。

(10)加强基础护理,预防肺部感染及泌尿系统感染,积极防治下肢深静脉血栓形成、肺栓塞、肺水肿、心肌梗死等。

(11)向患者及家属解释疾病的发生、发展及转归等,消除顾虑。帮助患者得到更多的社会和家庭的支持。

7.3 健康宣教

(1)急性期指导患者暂禁食水,为急诊手术做好准备。

(2)休息与活动:颈椎骨折者颈托固定。防止误吸、窒息及肺部感染。

(3)随时向患者及家属讲解用药的目的、药物的作用、液体滴入的速度、注意事项等,以达到合理用药并减少不良反应的目的。

(4)宣教和解释各项检查、治疗的目的及注意事项。

(5)加强安全意识:防止坠床、跌倒及烫伤等意外发生。

第五部分 急诊科常见危重症患者急救流程与护理常规

一、成人心搏骤停患者的急救护理常规

打史拉措 周 芬

1 概念

心脏骤停:是指各种原因引起的心脏突然停止搏动,从而导致有效心泵功能和有效循环突然中断,引起全身组织细胞严重缺血、缺氧和代谢,如果不及时抢救就会造成全身气管组织及脑部不可逆的损伤从而导致死亡。

2 临床表现

(1)意识突然丧失或伴抽搐。

(2)颈动脉搏动消失,心音听不到,监测不到血压。

(3)瞳孔散大固定,对光反射消失。

(4)面色苍白或发绀,呈叹息样呼吸或呼吸停止。

(5)术中病人可表现为手术伤口不出血。

(6)行心电图检查心电图呈直线或少量的逸波。

3 急救流程

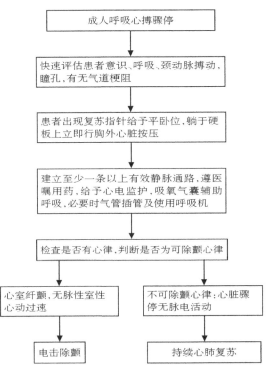

图1 心搏骤停抢救流程图

4 护理常规

（1）快速判断患者有无意识、大动脉搏动及呼吸。意识突然丧失,大动脉搏动消失,则迅速,准确有效的心肺复苏。

（2）去枕仰卧清理呼吸道给予呼吸气囊辅助呼吸,必要时行气管插管维持呼吸道的通畅。

（3）建立两条及以上静脉通路,维持有效循环和使用各类药物。

（4）备好抢救仪器设备及用物,给予心电监护,观察抢救效果,必要时除颤起搏。

（5）及时准确的执行医嘱或先给予急救处理。

（6）密切观察患者的病情变化(包括:意识状态、瞳孔大小、生命体征等)。

5 复苏后的护理

（1）心肺复苏抢救成功的标志,患者意识恢复,能够摸到颈动脉搏动。脸色口唇转红,瞳孔变小,有自主呼吸,术中病人伤口有渗血。

（2）设专人监护,密切观察生命体及心规律变化,心律不齐易再次出现停搏,应及时采取防治措施。

（3）密切观察瞳孔的变化,呼吸频率及深浅。

（4）发现心律过慢或过快,心律不齐等立即报告医生,遵医嘱使用抗心律失常药物,并准备好除颤仪。

（5）每30min测量一次血压,血压测不到及时报告医生查明原因处理。

（6）复苏后的呼吸功能不健全,表现为呼吸不规则,表浅间断呼吸等,鼓励病人咳嗽排痰等,必要时气管插管,使用人工呼吸机或行气管切开术。

（7）严格记录24h尿量及出入量,以判断病情。

（8）预防感染,严格遵守各项无菌操作,尽早拔管合理使用抗生素。

6 健康宣教

（1）向患者及家属讲解疾病的主要原因及诱发因素。

（2）规律生活,保持心情舒畅,情绪的稳定。

（3）适当安排生活及工作,避免过度劳累,保证睡眠的充足。

（4）饮食方面,清淡,低盐低脂饮食,戒烟戒酒,避免食用辛辣刺激食物。

（5）宣传加强自我保护,以防发生意外。

参考文献

[1] 金静芬,刘颖青.急诊专科护理[M].北京:人民卫生出版社,2018.

[2] 芦良花,张红梅,臧舒婷.实用急诊护理手册[M].郑州:河南科学技术出版社,2017.

二、昏迷患者的急性护理常规

朱秀美　杨菊秋

1 概念

　　昏迷是意识完全丧失的一种严重情况,病人对语言无应,各种反射(如:吞咽反射、角膜反射、瞳孔对光反射等)呈不同程度的丧失。引起昏迷的原因有两个方面:一个是由大脑病变引起的昏迷,包括脑血管疾病(脑出血、脑梗死等)、脑外伤、脑肿瘤、脑炎、中毒性脑病等;另一个是由于全身疾患引起的昏迷,包括酒精中毒、糖尿病酮症酸中毒、尿毒症、肝昏迷、一氧化碳中毒等。

2 临床表现

2.1 轻度昏迷

　　患者意识和随意运动丧失,可以有不自主的自发动作,被动体位,对外界的事物声、光刺激没有反应,偶尔可以有不自主的自发动作和眼球转动。强烈的痛刺激,可以出现痛苦的表现,可以有基本的取掉反射,但是不能回答和执行简单的命令。一般来说,呼吸、脉搏、血压都正常。

2.2 中度昏迷

　　患者一般来说对各种刺激均没有反应,眼球没有转动,各种反射均出现减弱的现象。有大小便潴留和失禁,呼吸、脉搏、血压可以有改变,并且出现病理性反射。

2.3 重度昏迷

　　患者肌肉松弛,没有任何的自主动作,对外界一切刺激、痛刺激没有反应,角膜反射、瞳孔对光反射均消失,生命体征可以不稳定。这是昏迷程度比较重的一种表现。

3 急救流程

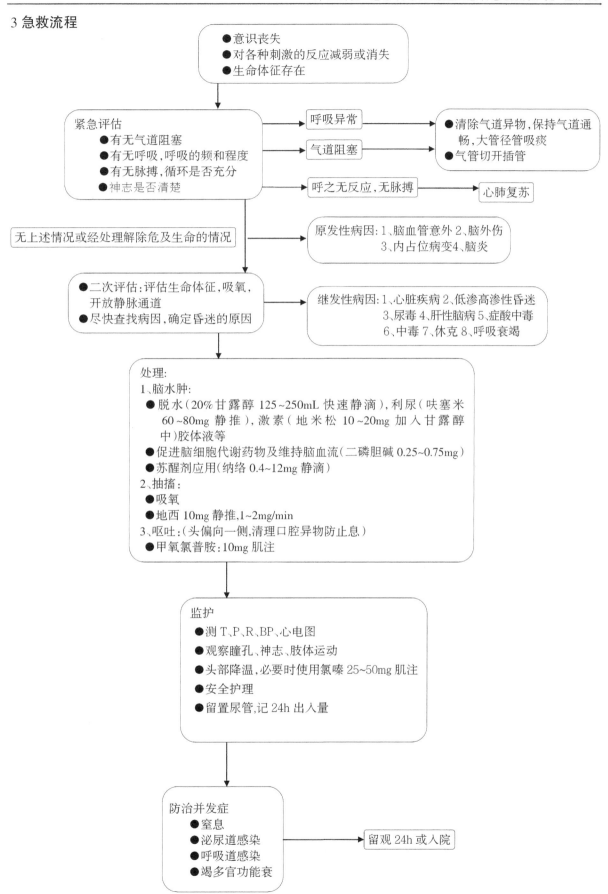

图 2　昏迷患者急救流程

4 护理常规

（1）昏迷病人取平卧位,头偏向一侧,以利于呼吸道分泌物的引流,防止误吸。

（2）病人若有活动性义齿应及时取出,防止脱落阻塞气道;对有舌后坠者,应托起下颌或放口咽通气管;病人有痰或口中有分泌物和呕吐物时,要及时吸出或抠出,保持呼吸道通畅。

（3）根据医嘱给予饮食,可给予高热量、容易消化的流质食物。不能吞咽者给予鼻饲,并注意保持鼻饲管的通畅。

（4）可遵医嘱给予留置导尿管,并保持引流管的通畅,预防泌尿系统的感染。

（5）对排便失禁的病人,可遵医嘱应用止泻药物,并做好病人的肛周护理及皮肤的护理。

（6）长期卧床的病人容易便秘,为了防止便秘,在病情允许的情况下可给病人吃一些香蕉及含粗纤维的食物,或按摩腹部促进排便,必要时遵医嘱应用口服药物或用开塞露帮助排便。

（7）加强皮肤护理,预防压疮,经常给予翻身,可每两小时翻身一次,必要时一小时翻身一次,被排泄物污染的、潮湿的床单、被和衣服要及时更换,做好基础护理,保持病人皮肤清洁,床铺平整干燥。

（8）谵妄烦躁不安者加床挡,遵医嘱给予镇静剂,并适当约束病人,以防止坠床。

（9）预防烫伤,长期昏迷的病人末梢循环不好,在给病人使用热水袋等保暖时,一定要注意温度不可过高,一般低于50°,以免发生烫伤。若发生烫伤,立即报告医生进行处理。

（10）对肢体不能自主活动的,定期进行肢体按摩,加强肢体的功能锻炼。

（11）长期昏迷的病人机体抵抗力较低,注意给病人保暖,防止受凉感冒引起呼吸道感染。

（12）严格记录出入量,及时做好记录,并备好抢救药品和器械,随时准备抢救。

5 健康宣教

（1）告知各项治疗、检查的目的和注意事项。

（2）指导应用药物的名称、作用及不良反应。

（3）多饮水,多吃新鲜水果和蔬菜,及易消化、高热量、高蛋白饮食。

（4）注意口腔护理,每日早晚清洁口腔,饮食前漱口,如有口唇干燥可涂液状石蜡油。

三、休克患者的急救护理常规

赵　芳　李红梅

1 概念

休克是指机体在严重失血、失液、感染、创伤等强烈致病因子作用下,有效循环血容量急剧减少,组织血液灌流量严重不足,引起细胞缺血、缺氧,以致各重要器官功能、代谢障碍及结构损害的急性全身性危重病理过程。全身组织微循环灌注量急剧减少、细胞受损是休克发生的主要特征。

常见休克的分类:

(1)低血容量性休克:见于严重创伤、大出血、严重呕吐、腹泻、严重烧伤等。

(2)心源性休克:主要由心功能不全引起的,见于急性心肌梗死、严重心肌炎、心包压塞等。

(3)感染性休克:多见于严重感染、体内毒性物质吸收等所致。

(4)过敏性休克:系药物或免疫血清等过敏所引起。

(5)神经源性休克:见于创伤、骨折及脊髓麻醉过深等。

(6)梗阻性休克:如心包压塞、张力性气胸、肺栓塞等。

2 临床表现

2.1 微循环缺血期

又称休克早期、休克代偿期、缺血缺氧期。主要表现为脸色苍白、四肢湿冷、出冷汗、脉搏加快、脉压减少、尿量减少、烦躁不安。一般神志清楚,血压可骤降(如大失血),也可略降,甚至因代偿作用可正常或轻度升高,但脉压明显缩小。所以,不能以血压下降与否作为判断早期休克的指标。

2.2 微循环淤血期

又称可逆性休克失代偿期、休克进展期、微循环淤血性缺氧期。主要表现为:血压和脉压进行性下降,血压常明显下降,脉搏细速,静脉萎陷;中枢神经系统功能障碍,神志淡漠,甚至昏迷;肾血流严重不足,少尿甚至无尿;微循环淤血,使脱氧血红蛋白增多,造成皮肤黏膜发绀或出现花斑。

2.3 微循环衰竭期

又称难治期、DIC期、不可逆期。主要表现为循环衰竭出现顽固性低血压,甚至测不到,采用升压药难以恢复;心音低弱,脉搏细弱而频速,甚至摸不到;中心静脉压下降;浅表静脉塌陷,静脉输液十分困难。并发DIC,常可并发弥散性血管内凝血(DIC),出现贫血、皮下瘀斑、点状出血。重要器官功能衰竭,心、脑、肺、肝、肾等重要器官功能障碍加重,可出现呼吸困难、少尿或无尿;出现意识模糊甚至昏迷等多器官功能障碍或多器官功能衰竭的临床表现。伴随症状,休克常伴随机体多方面的代谢与功能紊乱。物质代谢紊乱,休克时物质代谢变化一般表现为氧耗减少、糖酵解加强,糖原、脂肪和蛋白分解代谢增强,合成代谢减弱。电解质与酸碱平衡紊乱,表现为代谢性酸中毒、呼吸性碱中毒、高钾血症。器官功能障碍于休克过程中由于微循环功能障碍及全身炎症反应综合征,常引起肺、肾、肝、胃肠、心、脑等器官的受损,甚至导致多器官功能障碍综合征或多器官衰竭。

3 急救流程

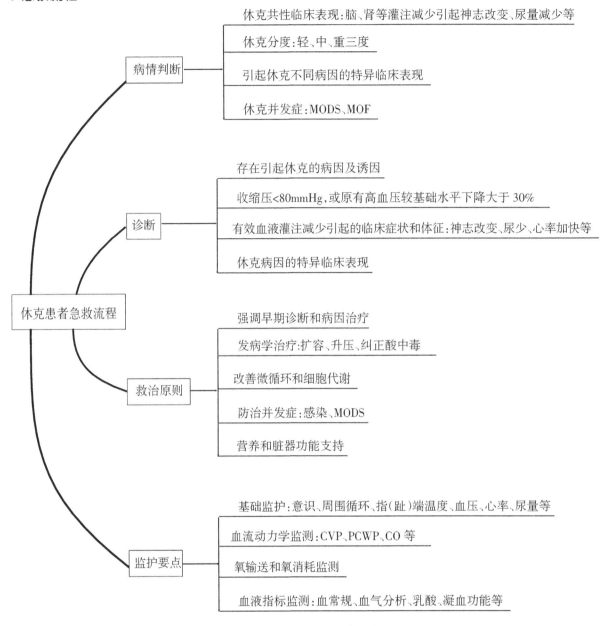

图3 休克患者的急救护理常规

4 护理措施

(1)给患者去枕平卧,取床头抬高 10°~20°,床尾抬高 20°~30°的中凹卧位,保持患者安静,在患者血压不稳定的情况下不能随意搬动患者。心力衰竭或存在肺水肿者可采取半卧或者端坐卧位。

(2)保持气道通畅,给予高流量(6~8L/min)的吸氧,及时清除口腔、鼻腔、气道分泌物,避免误吸。对于昏迷并呼吸衰竭患者,配合医生行气管插管或气管切开术,做好人工气道的护理。

(3)建立静脉通路:补液是抗休克基本的治疗手段,应尽快建立静脉通路;外周静脉萎陷穿刺困难者可选择外周大静脉穿刺置管,静脉切开甚至中心静脉置管等;必要时行血流动力学监测以指导补液治疗。保持静脉通路通畅,并妥善固定,防止休克初期患者躁动意外拔管。

(4)补充血容量:血容量的补充应以能维持心脏适当的前、后负荷为度,可根据临床指标(意识、血压、心率、尿量等)和CVP逐步输入晶体溶液,应注意防止输液过多过快而诱发心源性心力衰竭。在休克治疗后期,循环状态逐渐稳定后,常易发生补液过量导致容量负荷过重,出现肺水肿,应及时给予利尿、脱水治疗。创伤及大出血的患者应尽早止血,并遵医嘱尽早输入血制品。注意配伍禁忌、药物浓度及滴速,用药后要及时记录药物疗效。

(5)纠正酸碱平衡失调及电解质紊乱:应及时发现各种酸碱平衡失调及电解质紊乱,并尽快纠正休克时代谢性酸中毒,最常见若改善通气及补足血容量后,休克症状缓解不明显时,可给予100~250mL碳酸氢钠溶液静脉滴注。

(6)足量输液后血压仍不稳定,或休克症状无缓解、血压继续下降者,应使用血管活性药物,遵医嘱给予多巴胺、去甲肾上腺素、间羟胺、肾上腺素等药物应用,其目的在于通过正性肌力作用增加心排血量,通过选择性缩血管作用增加重要脏器的血流量,用药过程中应注意防止药物外渗。

(7)保持病房的环境安静,温湿度适宜。加强对患者的保温,休克患者体表温度多有降低,应给予加盖棉被、毛毯等措施保暖,禁止热水袋、电热毯的方法,避免烫伤。体温过高时采用适当的措施降温。

5 健康宣教

(1)创造安静、舒适的环境,减轻患者及其家属的紧张、焦虑情绪。

(2)过敏性休克因其机制不同,其临床表现亦不相同,临床症状有轻有重,应尽量避免接触易引起过敏的物质,及早到医院诊治,找出致病原因,对症治疗,以绝后患。

(3)绝对卧床休息,减少活动,积极防治感染。

(4)做好人文关怀。

四、高血压危象患者的急救护理常规

张达梅　周欣娟

1 概述

高血压危象是发生在高血压或症状性高血压过程中的一种特殊的临床危象,是指在高血压病程中,由于某些诱因导致外周小动脉发生短暂性强烈收缩,使血压急剧升高,伴有重要器官功能障碍或不可逆的损害。高血压在我国属于常见的心血管疾病。高血压危象具有发病急、病情发展快等特点,对病人进行静脉用药不仅可以对剂量进行准确的控制,而且起效快,降压效果好。在高血压危象病人发病之后的0.5~1h之内及时进行降压处理非常关键,如未采取急救措施,则会发生较为严重的并发症。

2 临床表现

(1)血压突然升高,收缩压>200mmHg,甚至>260mmHg;舒张压>130mmHg。

(2.眼底视网膜病变,眼底视网膜出血、渗出和/或视盘水肿。必要时可散瞳检查。新发的出血、渗出、视神经盘水肿情况存在则提示高血压急症。

(3)神经系统表现烦躁不安、口干、多汗、头痛、嗜睡、抽搐、昏迷。注意评估意识状态有无脑膜刺激征、视野改变及局部病理性体征等。

(4)循环系统心脏增大,可出现急性左心衰竭,甚至引起急性肺水肿,病人出现呼吸困难,肺部听诊可发现有无肺水肿。心脏检可发现心脏扩大、颈静脉怒张、双肺底湿啰音病理性第三心音或奔马律。

(5)肾脏有少尿、氮质血症急性肾衰竭表现。腹部听诊可发现肾动脉狭窄导致的杂音。

(6)多数病人有原发性或继发性高血压病史。血压显著升高,常以舒张压升高更为明显。

3 急救流程

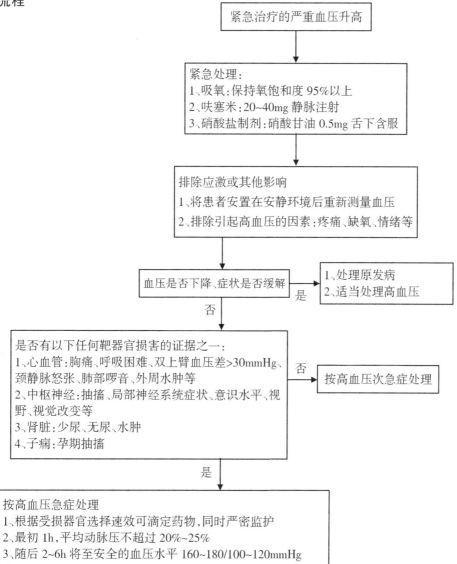

图4　高血压危象的急救流程

4 护理措施

4.1 紧急处理

（1）绝对卧床休息，加强安全防护，对烦躁不安者使用约束带束缚。清醒病人给予平卧位，头部垫上软枕头稍后仰。昏迷病人头偏向一侧，呕吐物应及时清除，以防窒息。给予持续低流量氧气吸入及心电监护。

（2）保持呼吸道通畅，舌根后坠病人应用舌钳将舌头拉出，并放入口咽通气管，必要时行气管插管。呼吸道分泌物增多者，给予吸痰，每次吸痰时间不宜超过15s，给予低流量持续吸氧。

（3）快速建立多条静脉输液通路，硝普钠适用于高血压危象，是强效血管扩张药，扩张周固血管使血压下降，起效快、易调节、作用时间快以保证及时输入抢救药物。滴注降压药物时，严格按给药剂量，调节滴速，防止血压骤降。

（4）头部置冰帽或冰枕，以降低脑部温度，减少脑细胞的耗氧量，达到减轻脑水肿的目的。

（5）病情观察：①血压观察：最初 48h 内血压降低幅度，舒张压不低于 100mmHg，收缩压不低于 160mmHg，血压降到初步治疗目标后应维持数天，在以后 1~2W 内，再酌情将血压逐步降到正常；②并发症观察：如发现血压急剧增高，伴有剧烈头痛、头晕、恶心呕吐、气促、面色潮红、视力模糊、肺水肿等，立即通知医生，准备快速降压药物。③观察用药的不良反应：使用利尿剂应观察尿量变化，注意对电解质的监测；甘露醇应在 20min 内滴完，防止药液渗漏至血管外；β 受体阻滞剂可引起心动过缓、支气管痉挛及心肌收缩力减弱；钙通道阻滞剂可出现头晕、头痛及反射性心动过速；血管紧张素转换酶抑制剂可引起干咳、头晕、乏力等症状。

（6）硝普钠用药的注意事项：①因其增加颅内压，不宜应用于高血压脑病或脑血管意外病人。②对有心力衰竭及冠心病患者，由于其能够显著减少后负荷，而减少冠状动脉血流，对此类病人应注意。③硝普钠对光敏感，在用药过程应避光操作，以防药物的降解。④由于药物强效，静滴过快过多可引发严重低血压性休克及心脑肾血流灌注不足，应使用微量泵静滴以精确调节输入量，以防血压波动。⑤硝普钠在体内代谢产物是硫氰酸盐，其毒性反应表现头痛、恶心、呕吐、面色潮红、烦躁不安、肌肉抽搐，甚至昏迷。

4.2 防治诱因及处理

高血压危象病情稳定后，寻找血压异常升高的可纠正原因或诱因是预防再次复发的关键。其中对于有高血压病史的病人，随意减药、停药和其他诱发因素未得到很好控制都会诱发高血压危象；提高患者的知晓率、治疗率和控制率，可有效预防高血压急症的发生。此外，对于高血压急症病人，应定期评估靶器官，及早发现靶器官损害，并采取相关有效措施，避免器官进行性损害。

4.3 并发症的护理

（1）高血压脑病　积极给降压治疗，同时配合脱水降压，防止抽搐。但降压速度过快，可致脑灌注不足损害脑组织，故建议在最初 1h 内舒张压降低幅度应<25%或>100mmHg。常用药物为尼卡地平及拉贝洛尔等。

（2）脑梗死　脑梗死急性期血压升高通常不需要特殊处理，在发病后数天内血压会自然下降。一般在收缩压>200mmHg 或舒张压>110mmHg 时才予以降压治疗，但降压速度应慢，降压在 15% 以内，常用药物为卡普利、拉贝洛尔等，应避免速效降压药和舌下含服钙离子阻剂。血压过低者应升压治疗，以维持脑灌注压。

（3）脑出血　当血压>200/110mmHg 时，应采取降压治疗，使血压维持在略高于发病前水平。在急性期血压不宜降得过低，否则会影响脑血流，使血肿周围脑组织缺血。可应用尼莫地平、呋塞米等，但需注意降压过快可能会导致病人的病死率增高。

（4）急性左心衰　治疗应尽快减轻心脏前、后负荷。首选硝普钠静脉滴注，给予吸氧、吗啡、利尿等治疗。

（5）急性冠脉综合征　降低血压可以改善或阻止疾病的进展。可选择硝酸甘油或地尔硫静脉滴注。血压控制目标是疼痛消失，舒张压<100mmHg。

5 健康教育

（1）向病人及家属解释引起原发性高血压的生理、心理、社会因素及高血压对健康的危害，引起足够重视。

（2）指导病人坚持低盐、低脂、低胆固醇饮食，限制动物脂肪、内脏、鱼籽、软体动物、甲壳类食物,多吃新鲜水果、蔬菜,防止便秘。肥胖者控制体重,改变不良饮食方式;劳逸结合,保证充分睡眠。

(3)适当运动:慢跑、快步走、太极拳、气功运动中出现头晕、心慌、气急就地休息,避免剧烈运动。

(4)告诉病人及家属降压药名称、剂量、用法、作用与副作用。服药必须遵医嘱,不可随意增减药量或停药。教会病人或家属定时测量血压,定期门诊复查。

五、上消化道出血患者的急救护理常规

卢庆绒　焦鹤仙

1 概念

消化道出血是临床极为多发的急危重症之一,上消化道出血指屈氏韧带以上的消化道,包括食管、十二指肠和胰、胆等病变引起的出血,以及胃空肠吻合术后的空肠病变出血。临床以呕血、便血等为主要表现,同时有起病急、发展迅速、病情转化快等特点,如果不能及时采取有效的相应治疗,则患者可能会因为大量出血而导致病情危重,甚至出现死亡。

2 临床表现

临床表现与出血病变的部位、性质、失血量与速度以及患者年龄、基础疾病、有无贫血等有关。

(1)呕血与黑便:是急性上消化道出血的特征性表现。短时间内出血量较大,患者体内血液往往会在肠内流动,粪便会呈现暗红或有明显血色的现象;若患者呕血明显则基本可以判定发病位置在幽门以上。与此同时出血量较大但未经胃酸混合便呕出多呈鲜红色甚至伴有明显血块,但大部分呕血患者的血块基本以棕褐色渣样的形态体现[3]。

(2)失血性周围循环衰竭:表现为头晕、心悸、乏力、出汗、口渴、晕厥等一系列组织缺血的表现。

(3)贫血及血象变化:上消化道大量出血后均有急性失血性贫血,经 3~4h 后出现急性失血性贫血的血象改变。

(4)氮质血症:可分为肠源性、肾前性和肾性。如病人尿素氮持续增高(不超过 14.3mmol/L)超过 3~4d,血容量已经基本纠正且出血前肾功能正常,则提示有继续出血或再次出血。

(5)发热:多数病人在 24h 内出现发热,一般不超过 38.5℃,可持续 3~5d。

3 急救流程

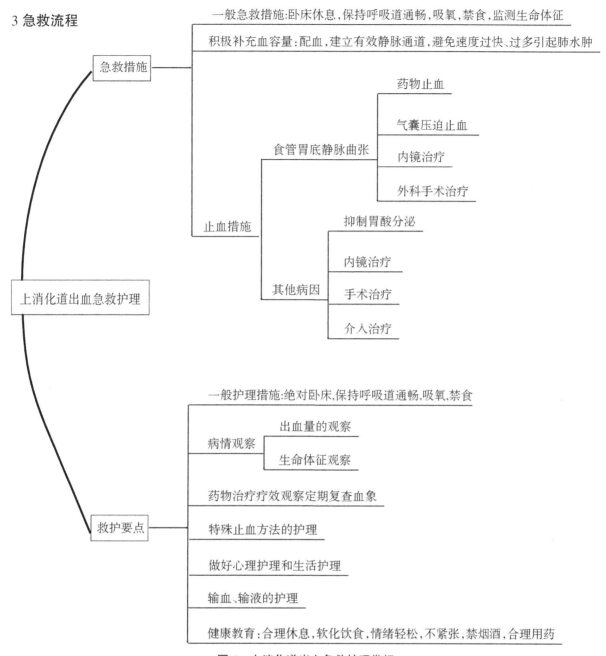

图5 上消化道出血急救护理常规

4 护理常规

4.1 常规护理

　　嘱患者卧床休息,密切监测患者生命体征及病情等,有特殊情况及时报告医生处理。如病人发生呕吐等状况时,及时通过调整患者的体位等方式减轻不良反应,提高患者的舒适度[9]。

4.2 体位护理

　　大出血时患者采取平卧位并将下肢略抬高,以保证脑部供血,呕吐时头偏向一侧,防止窒息或误吸;必要时用负压吸引器清除气道内分泌物、血液或呕吐物,保持呼吸道通畅并吸氧。

4.3 治疗护理

　　建立静脉通路,配合医生迅速、准确的实施输血、输液及各种治疗及用药,密切观察治疗效果及不良反应。准备好急救物品及药品。

4.4 病情监测

（1）生命体征：有无心率加快、心律失常、脉搏细弱、血压降低、呼吸困难、体温不升等，必要时给予心电监护。

（2）神志和意识：有无烦躁不安、嗜睡、表情淡漠、意识不清等。

（3）皮肤、甲床颜色：是否出现肢体湿冷、末梢循环是否良好。

（4）观察呕吐物及粪便颜色、性状、量、详细询问呕血或黑便时间、次数、量及性状，以便估计出血量。大便隐血试验阳性提示每天出血量>5~10mL；出现黑便提示每天出血量在50~100mL以上；胃内积血量250~300mL时可引起呕血；出血量超过400~500mL可出现头晕、心悸、乏力等症状；出血量超过1000mL临床出现周围循环衰竭的症状。

（5）准确记录出入量每小时尿量应>30mL。

4.5 心理护理

患者易出现焦虑、恐慌等不良情绪，而这些不良情绪会加重出血状况，对病情的治疗造成很大的影响，也是影响患者预后的重要因素，故加强患者的心理舒适护理至关重要。护理人员在患者住院期间积极了解患者有无对治疗失去信心，不配合，耐心对患者进行开导，积极与患者沟通交流，经常巡视、陪伴病人使其有安全感，耐心答复患者的疑惑，为患者讲解病情原因、自我护理方式、治疗优势等。通过讲解成功的案例帮助患者建立治疗的信心，并积极引导患者家人协助护理，通过持续的鼓励和关怀，帮助患者消除不良情绪。患者呕血或解黑便后及时清除血迹、污渍，减少对患者的刺激。

4.6 环境护理

由于医院环境的陌生性和特殊性，很容易造成患者心理产生抵触，从而对病情治疗和日常护理产生不良影响，护理人员应尽可能地改善住院环境。在病房的设计上尽量考虑家庭化，增强普通生活的气息，从而帮助患者消除医院环境的陌生感。另外需随时确保病房环境的干净、清洁、安静，为患者提供良好的休养环境。

4.7 饮食护理

根据患者的病情恢复状况以及饮食习惯为患者制定合理的饮食方案，急性大出血伴恶心、呕吐患者应禁食，少量出血无呕吐者可进食温凉、清淡流质饮食，不可进食辛辣等刺激性较强、粗纤维及过硬的食物。出血停止后改为营养丰富、易消化、无刺激性半流质、软食，少量多餐最后过渡到正常饮食。

4.8 生活护理

协助患者完成日常生活活动，例如进食、口腔清洁、皮肤清洁等。呕吐后协助患者及时漱口，长期卧床患者及老年人注意预防压疮。

5 健康宣教

（1）注意饮食卫生及饮食规律：进食营养易消化食物，避免过饥或暴饮暴食，避免粗糙、刺激性食物、过冷、过热、产气过多的食物，如豆类；避免喝各种饮料；戒烟戒酒。

（2）形成规律的生活习惯：劳逸结合，保持乐观情绪，保证身心健康，避免长期精神紧张、过度劳累。

（3）在医生指导下准确用药，不要自行增减药量。

（4）疾病知识指导：告知患者及家属可能引发消化道出血的病因，掌握自我护理相关技能，减少再次出血的危险。

（5）病情监测指导：患者及家属应学会早期识别出血征象及应对措施，如出现头晕、心悸、呕血或黑便时立即卧床休息。减少活动，呕吐时头偏向一侧防止误吸，及时送医就诊。

六、糖尿病酮症酸中毒患者的急救护理常规

李 莹 杨菊秋

1 概念

糖尿病酮症酸中毒(DKA)是糖尿病严重的急性并发症,由于胰岛素不足及升糖激素不适当升高,引起糖、脂肪和蛋白质代谢紊乱,以至水、电解质和酸碱平衡失调,以高血糖、高血酮和代谢性酸中毒为主要表现的临床综合征。多因感染、胰岛素应用不当、创伤、手术、妊娠和分娩等诱发。常见于各型糖尿病,但多见于Ⅰ型糖尿病。

2 临床表现

2.1 糖尿病症状加重

多饮多食多尿、体力及体重下降的症状加重。

2.2 胃肠道症状

包括食欲下降、恶心呕吐。

2.3 呼吸改变

部分患者呼吸中可有类似烂苹果气味的酮臭味。

2.4 脱水与休克症状

中、重度酮症酸中毒患者常有脱水症状,脱水达5%者可有脱水表现,如尿量减少、皮肤干燥、眼球下陷等。脱水超过体重15%时则可有循环衰竭,症状包括心率加快、脉搏细弱、血压及体温下降等,严重者可危及生命。

2.5 神志改变

神志改变的临床表现个体差异较大,早期有头痛、头晕、萎靡继而烦躁、嗜睡、昏迷,造成昏迷的原因包括乙酰乙酸过多,脑缺氧、脱水、血浆渗透压升高、循环衰竭。

3 急救流程

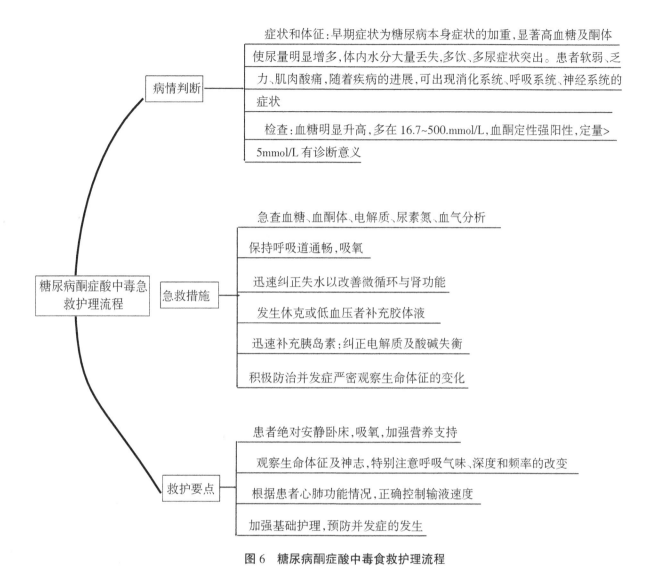

图6　糖尿病酮症酸中毒食救护理流程

4 护理措施

（1）确诊酮症酸中毒后,绝对卧床休息,应立即配合抢救治疗。

（2）快速建立静脉通路,纠正水、电解质及酸碱平衡失调,纠正酮症症状。遵医嘱给予补液:

①原则——先快后慢、先盐后糖、先晶体后胶体、见尿补钾。

②量与速度——开始1~2h 每小时输入 1000mL,此后根据失水程度,第3~4h 输入 1000mL,在 12h 内应输入估计失水量的一半,另一半在 24~48h 补足,第一天补液总量大约 4000~6000mL;速度还应该依病情而定。

（3）遵医嘱准确补充胰岛素:DKA 时胰岛素绝对缺乏,故补充胰岛素是纠正 DKA 的关键。国内外均采用小剂量短效胰岛素持续静脉滴注,剂量 0.1U/(kg·h)。小剂量胰岛素应用时抽吸剂量要正确,以减少低血糖、低血钾、脑水肿的发生。

（4）遵医嘱定时监测血糖和尿酮体及电解质:每1~2h 监测一次,尤其是症状不典型及老年人,应适当增加监测次数,以便随时发现病情变化。血糖下降不宜太快,以每小时 3.9~6.1mmol/L 为宜,否则易引起脑水肿。当血糖下降到 13.8mmol/L 时,则改输 5%葡萄糖,酮体消失或病人能够进食则可停止输液(勿自行停止),胰岛素改为皮下注射。

(5)遵医嘱准确用药:纠酸补钾,注意补钾的浓度与速度,并严密观察尿量变化。

(6)给予氧气吸入,以改善组织缺氧。

(7)协助处理诱发病和并发症,严密观察生命体征、神志、瞳孔(见昏迷护理常规),协助做好血糖的测定和记录。

(8)饮食护理禁食,待昏迷缓解后改糖尿病半流质或糖尿病饮食。

(9)预防感染,必须做好口腔及皮肤护理,保持皮肤清洁,预防褥疮和继发感染,女性患者应保持外阴部的清洁。

(10)血管病变的护理,除按糖尿病一般护理外,根据不同部位或器官的血管病变进行护理。

(11)神经病变的护理,控制糖尿病,应用大量维生素 B,局部按摩及理疗,对皮肤感觉消失者应注意防止损伤。

(12)做好保健指导,使患者或家属掌握有关糖尿病治疗的知识,树立战胜疾病的信心。

(13)其他护理:

①密切监测神志、呼吸等生命体征变化。

②准确记录 24h 出入量,为制定治疗方案提供依据。

③昏迷病人按昏迷病人护理常规进行护理:口腔护理、皮肤护理等。

5 健康教育

(1)糖尿病患者要慎起居,注意防寒保暖,避免受风寒外邪的侵袭,防止感染。注意饮食卫生,平时可进行轻体力活动锻炼,增强体质,预防感冒。

(2)合理的饮食控制,继续糖尿病饮食,禁食高糖食品及高脂肪食品,饮食定时定量,有规律。可多吃绿叶蔬菜、豆类以及低脂肪、富含蛋白质食物,忌食甜点、辛辣刺激性食物、烟酒等。特别是使用降糖药或胰岛素治疗的患者更应注意,谨防因饮食摄入不当而引起低血糖的发生。

(3)注意个人卫生,勤洗澡、更换内衣,每日用温水清洗会阴部,如有泌尿生殖系统感染征象,及时就医。

(4)平时注意多饮水,尤其夏季,不可人为限制饮水量。

(5)保持良好情绪,指导家属配合患者调节情绪,防止精神刺激及情绪剧烈波动。

(6)按医嘱每 1~2 周复诊 1 次,不可自行停药或减量。当伴随其他急症或出现食欲不振、恶心呕吐、腹痛腹泻等症状时,应到医院检测尿酮体是否阳性,有无糖尿病酮症的发生,以便及时得到治疗。

(7)如感身体不适,及时就医并出示糖尿病随访卡,不可随便用药,以免延误病情。鼓励病人增强抗病的信心,从被动治疗变主动治疗。

七、低血糖昏迷患者的急救护理常规

李金娥　周欣娟

1 概念

低血糖是指成年人空腹血糖浓度低于 2.8mmol/L。糖尿病患者血糖值≤3.9 mmol/L 即可诊断为低血糖。低血糖的症状通常表现为出汗、饥饿、心慌、颤抖、面色苍白等,严重者还可出现精神不振,严重的低血糖昏迷患者若诊治不及时或处理不当,易造成不可逆的脑损伤[1],甚至危及生命。

2 临床表现

低血糖的临床表现与血糖水平以及血糖的下降速度有关,可表现为交感神经兴奋和中枢神经兴奋。

(1)交感神经兴奋表现为心悸、焦虑、出汗、饥饿感、面色苍白、流涎等。

(2)中枢神经症状表现为神智改变,认知障碍,抽搐和昏迷等。

(3)老年患者发生低血糖时常表现为行为异常或其他非典型症状。

3 急救流程

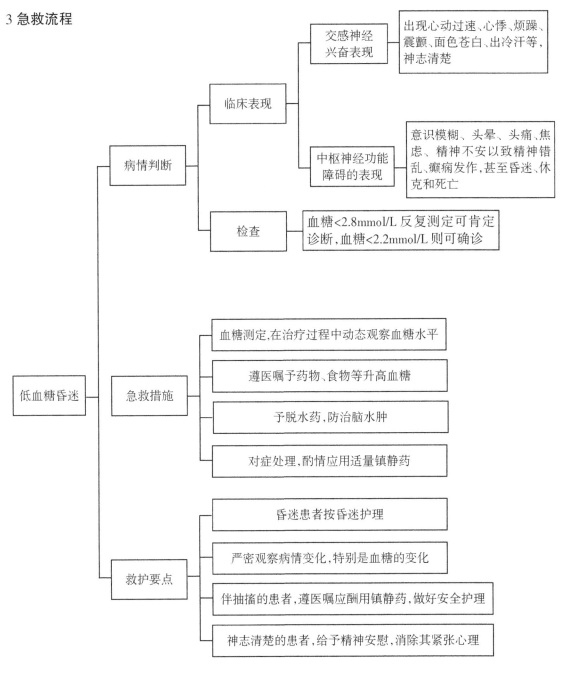

图7 俯血糖昏迷急救流程

4 护理措施

（1）绝对卧床休息。

（2）能自己进食的低血糖患者，饮食应低糖，高蛋白，高脂肪，少食多餐，必要时午夜加饮糖饮料一次，必要时静脉推注 50% 葡萄糖 40~60mL。

（3）有条件的患者应该立即用血糖仪进行测定，血糖小于 3.8mmol/L 者，应迅速补充含碳水化合物的食物，如出现神志不清，突发昏迷等，家属应及早将患者送往医院。

（4）服用降糖药或者注射胰岛素后，定时定量进餐。

5 健康教育

5.1 指导病人合理使用胰岛素和口服降糖药物

（1）病人要遵医嘱使用药物和胰岛素，定时复诊，尤其是并发肾病、肝病、心脏病、肾功能不全者。

（2）教会病人掌握正确注射胰岛素，特别注意按剂量抽吸，定时更换注射部位，防止产生皮下硬结，以免影响胰岛素的吸收。

5.2 指导病人要养成良好的生活习惯，戒烟戒酒，饮食定时定量，保持每日基本稳定的饮食量

（1）建议病人采用分餐制，一日至少进食三餐，易出现低血糖的患者可以在三餐之间加餐。

（2）一般可在上午九点到十点，下午三点到四点之间，及晚上睡前加一次餐。

5.3 病人要适度活动

（1）运动时主张轻、中度运动方式，剧烈运动易导致低血糖发生。

（2）病人运动后要及时监测血糖，必要时运动后加餐。

6 病人要加强自我检测

（1）患者病情不稳定时易出现低血糖，常发生夜间低血糖，因此睡前监测血糖，如果低于6mmoI/L，睡前应加餐。

（2）无症状低血糖患者要更加注意，避免低血糖发生。

7 告知每一位糖尿病患者外出应随身携带的两件宝贝

（1）食物：如糖果、饼干，以便及时纠正低血糖。

（2）急救卡：注明姓名、诊断、药物电话等，以便及时治疗。

八、急性中毒患者的急救护理常规

和秋梅　王文楼

1 概念

急性中毒是指有毒的化学物质短时间内或一次超量进入人体而造成组织、器官器质性或功能性损害。

2 救治与护理

2.1 立即终止接触毒物

（1）迅速脱离有毒环境：在评估环境安全的情况下，对吸入性中毒者，应迅速将患者搬离有毒环境，移至空气清新的安全地方，并解开衣扣；对接触性中毒者，立即将患者撤离中毒现场，除去污染衣物，用敷料除去肉眼可见的毒物。

（2）维持基本生命体征：若患者出现呼吸、心博骤停，应立即进行心肺复苏，迅建立静脉通路，尽快采取相应的救治措施。

2.2 清除尚未吸收的毒物

（1）吸入性中毒的急救：将患者搬离有毒环境后，移至上风或侧风方向，使其呼吸新鲜空气；保持呼吸道通畅，及时清除呼吸道分泌物，防止舌后坠；及早吸氧，必要时可使用呼吸机或采用高压氧治疗。

（2）接触性中毒的急救：用大量清水（特殊毒物也可选用乙醇、肥皂水、碳酸氢钠、醋酸等）冲洗接触部位的皮肤、毛发、指甲。清洗时切忌用热水或用少量水擦洗，以防止促进局部血液循环，加速毒物的吸收。若眼部接触到毒物，不应试图用药物中和，以免发生化学反应造成角膜、结膜的损伤，应选用大量清水或等渗盐水冲洗，直至石蕊试纸显示中性为止。皮肤接触腐蚀性毒物时，冲洗时间应达到 15~30min，并可选择相应的中和剂或解毒剂冲洗。

（3）食入性中毒的急救：常用催吐、洗胃、导泻、灌肠、使用吸附剂等方法清除胃肠道尚未吸收的毒物。毒物清除越早、越彻底，病情改善越明显，预后越好。

3 促进已吸收毒物的排出

（1）利尿：主要用于以原形由肾脏排泄的毒物，加强利尿可促进毒物排出。措施包括：

①补液：大量快速输入液体，速度为 200~400mL/h，一般以 5%葡萄糖、5%氯化钠溶液或 5% ~ 10%葡萄糖溶液为宜，补液内加适量氯化。

②利尿药：静脉注射或滴注呋塞米等强利尿药或 20%甘露醇等渗透性利尿药，后者尤其适用于伴有脑水肿或肺水肿的中毒患者。

③碱化尿液：碳酸氢钠可碱化尿液，使有些化合物（如巴比妥类、水杨酸类及异烟肼等）等离子化而减少其在肾小管的重吸收。

（2）供氧。

（3）血液净化。

（4）特效解毒剂的应用。

（5）对症治疗。

4 护理措施

4.1 即刻护理措施

保持呼吸道通畅。及时清除呼吸道分泌物,根据病情给予氧气吸入。必要时气管插管。

4.2 催吐(emesis)

（1）适应证:口服毒物的患者,只要神志清楚,且没有催吐的禁忌证,均应做催吐处理,可尽早将胃内大部分的毒物排出,以达到减少毒素吸收的目的。

（2）禁忌证:①昏迷、惊厥。②腐蚀性毒物中毒。③食管胃底静脉曲张、主动脉瘤、消化性溃疡。④年老体弱、妊娠、高血压、冠心病、休克等。

（3）方法:用压舌板、匙柄或指甲不长的手指等刺激咽后壁或舌根以催吐,注意动作要轻柔,避免损伤咽部。如果胃内容物过于黏稠,不易吐出,可让患者先喝适量微温清水(不可用热水)、盐水或相应解毒液体,然后再进行催吐。如此反复,直至吐出液体变清为止。

（4）体位:呕吐时,患者应采取左侧卧位,头部放低,面向左侧,臀部略抬高;幼儿则应俯卧,头向下,臀部略抬高,以防止呕吐物被吸入气管发生窒息或吸入性肺炎。

（5）注意事项:①空腹服毒者应先饮水 500mL,以利催吐。②注意体位,以防误吸。③严格掌握禁忌证。

4.3 洗胃(gastriclavage)

（1）适应证: 一般在服毒后 6h 内洗胃效果最好。但当服毒量大、所服毒物吸收后可经胃排出、服用吸收缓慢的毒物、胃蠕动功能减弱或消失时,由于部分毒物仍残留于胃内,即使超过 6h,多数情况下仍需洗胃。对昏迷、惊厥患者洗胃时应注意保护呼吸道,避免发生误吸。

（2）禁忌证:①吞服强腐蚀性毒物。②正在抽搐、大量呕血者。③原有食管胃底静脉曲张或上消化道大出血病史者。

（3）洗胃液的选择:

中毒药物	灌洗溶液	禁忌药物
酸性物	镁乳、蛋清水、牛奶	强碱药物
碱性物	5%醋酸、白醋、蛋清水、牛奶	强酸药物
氰化物	口服 3%过氧化氢溶液后引吐、1:15000~1:20000 高锰酸钾洗胃	
敌敌畏	2%~4%碳酸氢钠、1%盐水、1:15000~1:20000 高锰酸钾洗胃	
1605、1059、4049	2%~4%碳酸氢钠	高锰酸钾
敌百虫	1%盐水或清水、1:15000~1:20000 高锰酸钾洗胃	碱性药物
DDT、666	温开水或 0.9%氯化钠溶液洗胃、硫酸钠导泻	油性泻药
巴比妥类	1:15000~1:20000 高锰酸钾洗胃、硫酸钠导泻	
异烟肼	1:15000~1:20000 高锰酸钾洗胃、硫酸钠导泻	
灭鼠药	1:15000~1:20000 高锰酸钾洗胃、0.5%硫酸铜洗胃	鸡蛋、牛奶、脂肪及其他油类食物

图 8 洗胃液的选择

（4）导泻(catharsis):洗胃后,拔胃管前可由胃管内注入导泻药以清除进入肠道内的毒物。 常用硫酸钠或硫酸镁,一般 15g 溶于水,口服或经胃管注入。一般不用油脂类泻药,以免促进脂溶性毒物的吸收。严重脱水及口服强腐蚀性毒物的患者禁止导泻。镁离子若吸收过多,对中枢神经系统有抑制作用,严重肾功能不全、呼吸衰竭、昏迷、磷化锌或有机磷杀虫药中毒晚期者不宜使用。

（5）灌肠(enema):除腐蚀性毒物中毒外,适用于口服中毒超过 6h、导泻无效者及抑制肠蠕动的毒物(如巴比妥类、颠茄类、阿片类等)中毒患者。一般应用温盐水、清水或 1% 温肥皂水连续多次灌肠,以达到有效清除肠道内毒物的目的。

5 各类中毒护理

5.1 有机磷杀虫药中毒

（1）临床表现

①毒蕈碱样症状又称 M 样症状,出现最早,主要是副交感神经末梢兴奋所致,表现为平滑肌痉挛和腺体分泌增加。临床表现有恶心、呕吐、腹痛、腹泻、多汗、全身湿冷、流泪、流涎、流涕、尿频、大小便失禁、心跳减慢、瞳孔缩小(严重时呈针尖样缩小)、支气管痉挛和分泌物增加、咳嗽、气促等,严重患者可出现肺水肿。

②烟碱样症状又称 N 样症状,是由于乙酰胆碱在横纹肌神经肌肉接头处过度蓄积,持续刺激突触后膜上烟碱受体所致。临床表现为颜面、眼睑、舌、四肢和全身横纹肌发生肌纤维颤动,甚至强直性痉挛。患者常有肌束颤动、牙关紧闭、抽搐、全身紧束压迫感,后期可出现肌力减退和瘫痪,甚至呼吸肌麻痹,引起周围性呼吸衰竭。乙酰胆碱还可刺激交感神经节,促使节后神经纤维末梢释放儿茶酚胺,引起血压增高、心跳加快和心律失常。

③中枢神经系统症状:中枢神经系统受乙酰胆碱刺激后可有头痛、头晕、疲乏、共济失调、烦躁不安、谵妄、抽搐和昏迷等表现,部分发生呼吸、循环衰竭而死亡。

（2）护理措施:

①即刻护理措施。

②洗胃护理(清水、2% 碳酸氢钠、1:5000 高锰酸钾)。

③用药护理(阿托品)。

④病情观察(呼吸衰竭)。

5.2 酒精中毒

（1）临床表现:

①兴奋期:头痛、欣快、兴奋。

②共济失调期:肌肉运动不协调、行动笨拙、言语含糊不清、眼球震颤、视物模糊、复视、步态不稳。

③昏迷期:昏睡、瞳孔散大、体温降低,深昏迷,心率快、血压下降、呼吸慢而有鼾音。

（2）护理措施:

①催吐。

②保持呼吸道通畅。

③用药护理(纳洛酮)。

④安全防护。

⑤注意保暖。

⑥病情观察。

5.3 一氧化碳中毒

（1）临床表现：

①轻度中毒：头痛、头晕、四肢无力、胸闷、耳鸣、眼花、恶心呕吐、心悸、嗜睡或意识模糊。

②中度中毒：上述症状加重外，病人出现浅昏迷、脉快、皮肤多汗、面色潮红、口唇呈樱桃红色。

③重度中毒：深昏迷、抽搐、呼吸困难、呼吸浅快、面色苍白、四肢湿冷、周身大汗，可有大小便失禁、血压下降。最后因脑水肿呼吸循环衰竭死亡。

（2）护理措施：

①即刻护理。

②高浓度、高流量吸氧，有条件使用高压氧舱。

③用药护理（20%甘露醇、地西泮）。

6 镇静催眠药中毒病人的护理

6.1 临床表现

（1）急性中毒：

①巴比妥类中毒：a.轻度中毒：嗜睡情绪不稳定、注意力不集中、记忆力减退、共济失调、步态不稳、眼球震颤。b.重度中毒：进行性中枢神经系统抑制，由嗜睡到深昏迷。呼吸抑制由呼吸浅而慢到呼吸停止；心血管功能由低血压到休克；体温下降常见；肌张力松弛，腱反射消失。

②苯二氮卓类中毒：中枢神经系统抑制较轻，主要症状是嗜睡、头晕、言语含糊不清、意识模糊、共济失调。

③非巴比妥非苯二氮草类中毒：其症状虽与巴比妥类中毒相似，但各有其特点：

a.水合氯醛中毒：可有心律失常、肝肾功能损害。

b.格鲁米特(导眠能)中毒：意识障碍有周期性波动。有抗胆碱能神经症状，如瞳孔散大等。

c.甲喹酮中毒：可有明显的呼吸抑制，出现锥体束体征，如肌张力增强、腱反射亢进、抽搐等。

d.甲丙氨酯中毒：常有血压下降。

④吩噻嗪类中毒：最常见的为锥体外系反应：a.震颤麻痹综合征。b.静坐不能。c.急性肌张力障碍，反应如斜颈、吞咽困难、牙关紧闭等。

6.2 慢性中毒

（1）意识障碍和轻躁狂状态：出现一时性躁动不安或意识模糊状态。言语兴奋、欣快、易疲乏，伴有震颤、咬字不清、步态不稳等。

（2）智能障碍：记忆力、计算力、理解力均有明显下降，工作学习能力减退。

（3）人格变化：病人丧失进取心，对家庭和社会失去责任感。

6.3 戒断综合征

长期服用大剂量镇静催眠药的病人，突然停药或迅速减少药量时，可发生戒断综合征。主要表现为自主神经兴奋性增高和轻、重症神经精神异常。

6.4 护理措施

（1）病情观察。

（2）饮食护理。

（3）心理护理。

九、电击伤患者的急救护理常规

杨 宁 周 芬

1 概念

电击伤俗称"触电",是一定量电流通过人体,引起不同程度组织损伤或器官功能障碍或猝死。

2 临床表现

电击伤主要有全身表现和局部表现。

2.1 全身表现

临床上分为轻型、重型和危重型三型。

(1)轻型患者表现为惊慌、四肢软弱、面色苍白、头晕、心动过速、表情呆滞、呼吸急促。皮肤灼伤处疼痛,可发现期前收缩。

(2)重型:患者神志不清,呼吸不规则,变快变浅,心率加快,心律不齐,或伴有抽搐,休克,心电图可呈室颤,经治疗后一般可恢复。

(3)危重型:多见于高压电击伤,或低压电通电时间较长。患者表现为昏迷,呼吸、心跳停止,瞳孔散大。

2.2 局部症状

(1)低压电烧伤:创口小,有焦黄或灰白色面。

(2)高压电烧伤:面积小,但可深达肌肉、骨骼等,截肢率高。

(3)电击时因肌肉剧烈收缩的机械暴力,可致关节脱位和骨折。

(4)枕叶、颞叶的永久性损害可致失明或耳聋,少数可出现短暂的精神失常。

2.3 急救流程

(1)判断环境,环境安全,迅速切断电源。

(2)呼吸、心跳停止者,应立即实施心肺复苏术。

(3)保持呼吸道通畅,给予氧气吸入,氧流量为4~6Lmin,头部置冰帽,应用甘露醇、激素等药物防治脑水肿。

(4)建立静脉通路,静滴5%碳酸氢钠,以纠正酸中毒,维持水、电解质平衡。早期应用利尿剂,防止肾功能衰竭,必要时采用血液透析。

(5)处理电击伤创面,清创包扎,给予抗生素防止感染,注射破伤风抗毒素。

(6)严密观察生命体征和病情变化,给予心电监护,监测尿量并准确记录。

2.4 护理常规

(1)对严重电击伤患者,休克尿量要求每小时大于80mL,发现尿量、尿色异常及时通知医师处理,避免引起急性肾功能衰竭。

（2）严密观察电击伤后继发性出血：

①床旁备止血带，以备需要时用。

②加强巡视，特别在患者用力、哭叫、屏气时容易出血，夜间患者入睡后更应严密观察。

③电击伤肢体必须制动，搬动患者时平行移动，防止因外力引起的出血。

（3）严密观察受伤肢体远端的血液循环，并抬高患肢。如肢端冷、发绀、充盈差及肿胀严重时应及时通知医生。

（4）防止厌氧菌感染，受伤后应常规注射破伤风抗毒素。

（5）电击伤患者可能伴有不同程度的伤残，要做好患者的心理护理，鼓励患者增强战胜疾病的信心。

2.5 健康教育

（1）指导病人及家属学会安全用电。

（2）指导病人进食高热量、高蛋白、富含维生素易消化的饮食，以供给足够营养、提高机体抵抗力、以利创面恢复。

十、溺水患者的急救护理常规

杨 宁 周 芬

1 定义

溺水又称淹溺,是指人淹没于水或者其他液体中,呼吸道及肺泡被水、泥沙或因杂草等杂质填塞或因受到强烈刺激,使喉头、气管反射性痉挛造成窒息,导致肺通气和换气功能障碍。从水中救起后暂时性窒息,尚有大动脉搏动者称为近乎淹溺,淹溺后窒息合并心脏停搏者称为溺死。淹溺是意外死亡的常见原因之一。

2 临床表现

（1）淹溺史向淹者的陪同人员或目击者详细了解淹溺发生的时间、地点和水源情况以及现场施救情况,以利于指导现场救护。

（2）病情判断根据溺水持续时间、吸入水量、器官损害的程度以及个体差异等不同情况,可出现不同程度的表现。

①轻症:神志清醒,面色苍白,口唇青紫,恐惧,伴有头痛、胸痛、咳嗽及视觉障碍,但呼吸心跳存在。

②重症:口鼻充满泡、污物或外溢血性泡沫,眼结膜充血,颜面肿胀,皮肤苍白,四肢厥冷,剧烈咳嗽、咳粉红色泡沫痰,呼吸困难,发绀,呼吸浅表或不规则,脉搏细弱,腹胀感。

③危重症:溺水者意识丧失,伴有抽搐,严重者可出现呼吸停止、心脏停搏。

3 急救措施

3.1 基础生命支持应遵循

ABCD 顺序,即开放气道、人工通气、胸外按压、早期除颤。上岸后立即清理病人口鼻的泥沙和水草,用常规手法开放气道。开放气道后应尽快进行人工呼吸和胸外按压。

（1）开放气道:由于淹溺病人的核心病理是缺氧,尽早开放气道和人工呼吸优先于胸外按压。大多数淹溺病人吸入的水分并不多,而且很快就会进入到血液循环,没有必要清除气道中的水。

（2）人工通气:淹溺病人上岸后应首先开放气道,口鼻的泥沙水、草要及时清理。用 5~10s 观察胸腹部是否有呼吸起伏,如没有呼吸或仅有濒死呼吸应尽快给予 2~5 次人工气,每次吹气 1s,确保能看到胸廓有效的起伏运动。

（3）胸外按压:如果淹溺者对初次通气无反应,接下来应置其于硬平面上开始胸外按压,成人按压与通气比遵循 30:2。由于大多数淹溺者是在持续缺氧后导致心搏骤停的,因此实施单纯胸外按压(只按压不通气)并不能达到复苏目的。

（4）早期除颤:半自动体外除颤器(AED)是否常规地配备在水上活动的场所一直存在争论。少量的研究显示淹溺病人上岸后心搏骤停的心律大多数是心室静止,但是一出现可电击心律,AED 仍然可以迅速逆转病情。故 2015 年《国际复苏指南》《美国心脏协会指南》及《欧洲复苏指南》仍然建议尽快使用 AED。

3.2 高级生命支持

（1）气道与呼吸:对尚有自主呼吸的淹溺者,最好采用带有储氧气囊的非再呼吸型面罩给予10~15L/min 高流量吸氧。如果氧疗无效,淹溺者出现意识水平下降或发生心搏骤停则考虑早期气管插管并给予正压通气。

（2）循环与除颤:大多数淹溺者都会出现低血容量,此时需要快速开放静脉通道静脉输液及时纠正低血容量。淹溺病人心搏骤停后的心律通常是心室静止或无脉性电活动。如果淹溺者处于心脏骤停,遵循高级生命支持标准流程抢救。如果淹溺者低体温,则按照目标体温管理流程进行处理。

（3）复苏后生命支持:危重病人一旦气管插管成功,应予妥善固定,及时吸引,维持气道通畅。根据临床情况给予保护性通气预防 ARDS。

4 护理措施

（1）立即清除患者口、鼻、咽腔及胃内的水和泥沙等污物,可用膝顶法、抱腹法,并保持呼吸道通畅。

（2）若呼吸心搏骤停立即胸外按压或电击除颤。

（3）迅速脱去浸湿的衣服,擦干身体,注意保暖。

（4）保持呼吸道通畅,吸氧,必要时行气管插管,有肺水肿的患者则酒精湿化吸氧,减少肺泡张力,改善气体交换。

（5）建立静脉通路,抽血生化、常规、凝血、血气分析等,严格控制输液速度,防止短时间内进入大量液体,加重血液稀释和肺水肿。严格记录出入量,尤其是每小时尿量,动态观察肾功能。

（6）遵医嘱选用强心、利尿、扩血管药物,纠正血容量。防止脑水肿可使用甘露醇、利尿药,纠正电解质紊乱。

（7）早期应用抗生素,预防肺部感染。

（8）心理护理:做好人文关怀。

5 健康宣教

（1）告知患者及家属各项检验、检查、治疗的目的,药物的作用,及时评估药物使用后的疗效。

（2）行心理护理,使其树立正确的人生观、价值观。

十一、热射病的急救护理常规

何　佳　王文楼

1 概念

中暑是指人体在高温或烈日下,引起体温调节功能紊乱、散热机能发生障碍,致使热能积累所致的以高热、无汗及中枢神经系统症状为主的综合征。高温中暑是在气温高、湿度大的环境中,从事重体力劳动,发生体温调节障碍,水、电解质平衡失调,心血管和中枢神经系统功能紊乱为主要表现的一种症候群。病情与个体健康状况和适应能力有关。

2 临床表现

(1)先兆中暑:在高温环境下工作劳动一定时间后,病人出现乏力、头晕、注意力不集中、眼花、耳鸣、四肢乏力、心悸胸闷、恶心等症状。体温正常或略升高,不超过38℃,如及时将病人转移到阴凉通风处安静休息,补充水分、钠盐,短时间内可恢复。

(2)轻症中暑:轻症中暑在先兆中暑的基础上,体温升高超过38℃,表现为面色潮红、胸闷、心率加快、皮肤灼热等症状,也可出现皮肤湿冷、面色苍白、脉搏细弱、血压下降等早期周围循环衰竭的表现。如及时有效处理,常常于数小时内恢复。

(3)重症中暑:是中暑情况最严重的一种,病人会出现高热晕厥、痉挛和昏迷症状。重症中暑可分为热痉挛、热衰竭、热射病。热射病:又称中暑高热。病人体温短时间内急剧升高,以"高热、无汗、意识障碍"为典型表现。早期受影响的器官依次为脑、肝、肾和心脏。临床上根据发病时病人所处的状态和发病机制分为劳力型热射病和非劳力型热射病。非劳力型热射病常发生在小孩、老年人和有基础疾病的人群,表现为皮肤干热和发红,84%~100%的病人无汗,直肠温度在41℃以上,最高可达46.5℃。劳力型热射病多在高温、湿度大和无风天气进行重体力劳动或剧烈体育运动时发病,多为平素健康的年轻人,由于机体产热过多、散热能力降低引起。严重者可出现休克、心力衰竭、肺水肿、脑水肿、急性肾衰竭、急性肝功能衰竭、DIC、多脏器功能衰竭,甚至死亡。热射病是中暑中最严重的类型,其病死率与温度的上升有关,老年人和有基础疾病的病人病死率高于普通人群。

3 急救与护理措施

热射病病情重、并发症多、预后差、病死率高,故更须积极抢救,应该尽早治疗以防进一步损伤。

(1)气道和通气维持开放气道和通气,检测动脉血气,通过鼻导管或者面罩给予供氧氧流量6~10L/min。

(2)降温

①物理降温:作为首要治疗方法,可把病人放置到通风良好的阴凉处或有空调的房间(室温在20~25℃)在病人身上洒水、扇风降温,也可将病人放在冰毯上,把冰块放置在腋窝、颈外侧及腹股沟。

②体内降温:如果病人体温不能迅速降低,或者对上述处理无反应,体温仍高于 42℃,可用 4~10℃的糖盐水静脉注射或灌肠,也可以采用胃管内灌注 0.9 氯化钠溶液降温。

③药物降温:应用氯丙嗪,病人如有寒战则使用苯二氮草控制颤抖,以防产热增加以及乳酸堆积。

④体温检测:降温时需要持续监测体温,避免低体温,并且观察有无寒战,如有寒战必须以药物控制,防止产热增加及乳酸堆积。

(3)改善周围循环衰竭保持尿量,静脉滴注晶体液来维持血压和尿量,维持水、电解质平衡。

4 健康教育

向病人及其家属进行防暑降温的知识和方法的宣传教育,使他们在今后的工作生活中懂得如何预防中暑及如何进行现场的自救和互救。

十二、急性呼吸衰竭的护理常规

张达梅　和绍芳

1 定义

呼吸衰竭指由各种原因引起的肺通气和(或)换气功能严重障碍,以至于在静息状态下亦不能维持足够的气体交换,导致低氧血症伴(或不伴)高碳酸血症,进而引起一系列相应的病理生理改变和相应临床表现的综合征。

急性呼吸衰竭是指某些突发的致病因素,如严重肺疾患、创伤、休克、点击、急性气道阻塞等,可使肺通气/换气功能迅速出血严重障碍,短时间内发生的呼吸衰竭。

2 临床表现

(1)呼吸困难:多数病人有明显的呼吸困难,急性呼吸衰竭早期表现为呼吸频率增加,病情严重时出现呼吸困难,辅助呼吸肌活动增加,可出现三凹征。慢性呼衰表现为呼吸费力伴呼气长,严重时呼吸浅快,并发二氧化碳麻醉时,出现浅慢呼吸或潮式呼吸。

(2)发绀:是缺氧的典型表现。当 SaO_2 低于 90 时,出现口唇、指甲发绀。另外,发绀的程度与还原型血红蛋白含量相关,因此红细胞增多者发绀明显,而贫血病人则不明显。

(3)精神神经症状:急性呼吸衰竭可迅速出现精神紊乱、躁狂、昏迷、抽搐等症状。慢性呼吸衰竭随着 PCO_2 升高,出现先兴奋后抑制症状。兴奋症状包括烦躁不安、昼夜倒,甚至谵妄、二氧化碳潴留加重时导致肺性脑病,出现抑制症状,表现为表情淡漠、肌肉震颤、间歇抽搐、嗜睡,甚至昏迷等。

(4)循环系统表现:多数病人出现心动过速,严重缺氧和酸中毒时,可引起周循环衰竭、血压下降、心肌损害、心律失常,甚至心搏骤停。二氧化碳潴留者出现体表静脉充盈、皮肤潮红、温暖多汗、血压升高;慢性呼吸衰竭并发肺心病时可出现体循环淤血等右心衰表现。因脑血管扩张,病人常有搏动性头痛。

(5)消化和泌尿系统表现:急性严重呼衰时可损害肝、肾功能,并发肺心病时出现尿量减少。部分病人可引起应激性溃疡而发生上消化道出血。

3 急救与护理措施

3.1 紧急处理

(1)吸氧:根据病人的基础疾病、呼吸衰竭类型和缺氧的严重程度选择适当给氧方法。Ⅰ型呼吸衰竭和 ARDS 病人应吸入较高浓度($FiO_2>50\%$)的氧气,使 PaO_2 迅速提高到 60mmHg 或 $SaO_2>90\%$。Ⅱ型呼吸衰竭的病人一般在 $Pa_2<60mmHg$ 时才开始氧疗,应给予低浓度($FiO_2<35\%$)持续给氧,使 PaO_2 控制在 60mmHg 或 SaO_2 在 90% 或略高,以防因缺氧完全纠正,使外周化学感受器失去低氧血症的刺激而导致呼吸抑制,从而降低呼吸频率和呼吸幅度,加重缺氧和二氧化碳潴留。氧疗

时应向病人及家属说明氧疗的意义和选择氧疗模式的原理，叮嘱病人及家属不要擅自停止吸氧和调节氧流量。

（2）监测和建立通道：持续心电、血氧饱和度的监测，建立静脉通道。

（3）保持舒适体位：帮助病人取舒适且有利于改善呼吸状态的体位，取半坐卧位或端坐位，可趴伏在床桌上，以增加辅助呼吸肌的效能，进肺膨胀，有利于呼吸。在必要时采取俯卧位辅助通气，以改善氧合状态。

（4）保持呼吸道通畅：急性呼吸衰竭及 ARDS 病人的痰液增多，痰液黏稠，不能顺利排痰。需要采取各种措施促进排痰。①指导并协助病人有效咳嗽、咳痰。指导呼吸衰竭病人，特别是 Ⅱ 型呼吸衰竭的病人进行腹式缩唇呼吸，在呼气时缩唇，将气体均匀而缓慢的呼出，以减少肺内残气量，增加有效通气，改善通气功能。②每 1~2h 翻身 1 次，给予拍背，促进痰液咳出。饮水、口服或雾化吸入祛痰药可湿化痰液，使痰液便于咳出或吸出。③给予有效、安全吸痰，注意无菌操作。病情严重、意识不清者应取仰卧位，头后仰，托起下颌，用多孔导管经鼻或经口电动吸痰，吸痰可刺激咳嗽，有利于痰液咳出。气管插管或气管切开病人，应采用气管内吸痰，必要时使用纤维支气管镜吸痰并冲洗。严重 ARDS 病人宜使用密闭系统进行吸痰和呼吸治疗，保持呼吸机管道的连接状态，避免中断 PEEP。

3.2 增加通气量、减少二氧化碳潴留

（1）呼吸兴奋剂：呼吸兴奋剂使用原则为：保持气道通畅，否则会促发呼吸肌疲劳，加重二氧化碳潴留；脑缺氧、脑水肿未纠正而出现频繁抽搐者慎用；病人的呼吸肌功能基本正常；不可突然停药。主要适用于以中枢抑制为主、通气量不足引起的呼吸衰竭，不宜用于以换气功能障碍为主的呼吸衰竭。常用药物有尼可刹米、洛贝林，用量过大可引起不良反应。

（2）机械通气：呼吸衰竭严重、经上述处理不能有效改善缺氧和二氧化碳潴留，需给予机械通气。当急性呼吸衰竭病人昏迷逐渐加深，呼吸不规则或出现暂停，呼吸道分泌物增多，咳嗽或吞咽反射明显减弱甚至消失时，应立即给予气管插管使用机械通气。对于清醒能够配合、血流动力学稳定、不需气管插管保护、无影响使用鼻/面罩的面部创伤、能够耐受鼻面罩的病人可使用无创正压通气（NIPV）。

3.3 纠正酸碱平衡

急性呼吸衰竭病人常合并代谢性酸中毒，应及时纠正。

3.4 病因治疗

在解决呼吸衰竭本身造成的危害的同时，有效去除病因治疗是纠正呼吸衰竭的根本所在。

3.5 重要脏器功能的监测与支持

急性呼吸衰竭病人往往会累及其他重要脏器，因此应及时将重症病人转入 ICU 加强对重要脏器功能的监测与支持，预防和治疗肺动脉高压、肺源性心脏病、肺性脑病、肾功能不全、消化道功能障碍等。特别注意预防多器官功能障碍综合征。

3.6 病情观察及用药护理

（1）病情观察：急性呼吸衰竭和 ARDS 病人需密切观察病情变化，包括：意识状态及神经精神症状、呼吸状况、缺氧和二氧化碳潴留情况、观察并记录排痰状况和出入水量、循环功能状况等。

（2）用药护理：病人在使用呼吸兴奋剂时应保持呼吸道通畅，适当提高吸入氧分数；静脉输液速度不宜过快；根据病人的呼吸、神志及动脉血气的变化调节用药剂量，如出现恶心呕吐、烦躁不安、

面色潮红等表现,表示呼吸兴奋剂过量,需减慢滴速或停药,并及时通知医生。

3.7 并发症的急救与护理

（1）心力衰竭:严重的急性呼吸衰竭和ARDS可合并心力衰竭。由于肺静脉压快速升高,肺毛细血管压随之升高使血管内液体渗入到肺间质和肺泡内形成急性肺水肿。肺水肿早期可因交感神经激活,血压升高,随着病情继续进展血管反应减弱,血压逐渐下降。当病人出现严重呼吸困难、呼吸频率达30~40次/分、强迫坐位、面色苍白、烦躁、一过性血压升高,随后逐渐下降时应立即按医嘱采取紧急措施。

（2）肺性脑病:又称肺心脑综合征。因急性呼吸衰竭和ARDS致缺氧和二氧化碳潴留引起高碳酸血症及低氧血症,肺部循环障碍及肺动脉高压进一步诱发或加重脑组织的损害。当病人出现精神错乱、躁狂、嗜睡、谵妄昏迷、抽搐等精神神经症状时,应立即采取紧急措施。

4 健康指导

（1）疾病知识指导向病人及家属讲解疾病的发生、发展和转归,指导病人合理安排膳食,加强营养,改善体质,避免劳累、情绪激动等不良因素刺激。

（2）康复指导教会病人有效呼吸和咳嗽、咳痰技术,如缩唇呼吸、腹式呼吸、体位引流等方法,提高病人的自我护理能力,延缓肺功能恶化。

（3）用药指导与病情监测出院时应将病人使用的药物、剂量、用法和注意事项告诉病人,并写在纸上交给病人以便需要时使用。若有气急、发绀加重等变化,应尽早就医。

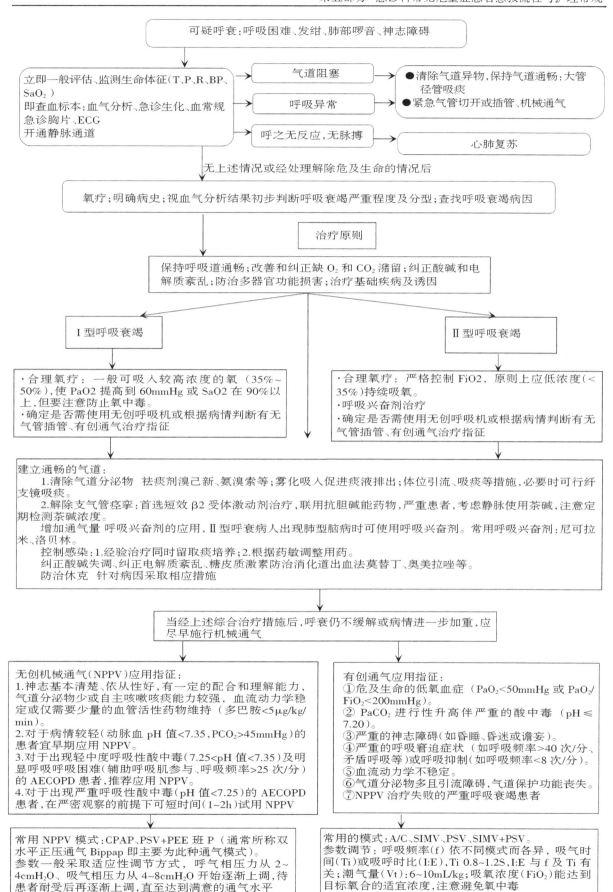

图9 急性呼吸衰竭抢救流程

十三、急性肺水肿的急救护理常规

何智芸　李　斌

1 概念

急性肺水肿是指由于某种原因引起肺内组织液的生成和回流平衡失调，使大量组织液在很短时间内不能被肺淋巴和肺静脉系统吸收，从肺毛细血管内外渗，积聚在肺泡，肺间质和细小支气管内，从而造成肺通气与换气功能严重障碍。

2 临床表现

极度的呼吸困难，端坐呼吸，发绀，大汗淋漓，阵发性咳嗽伴大量白色或粉红色泡沫痰，双肺布满对称性湿啰音及哮鸣音，可出现严重低氧血症，甚至晕厥及心搏骤停。

（1）间质性水肿期：主要表现为夜间发作性呼吸困难被迫端座位伴出冷汗及不安口唇发绀，两肺可闻及干啰音或哮鸣音。

（2）肺泡性水肿期：主要表现严重的呼吸困难，呈端坐呼吸伴恐惧窒息感面色青灰皮肤及口唇明显发绀，大汗淋漓，咳嗽，咳大量粉红色泡沫样痰，大小便可出现失禁。

（3）休克期：在短时间内大量血浆外渗导致血容量短期内迅速减少出现低血容量性休克，同时由于心肌收缩力明显减弱引起心源性休克出现呼吸急促、血压下降皮肤湿冷、少尿或无尿等休克表现，伴神志意识改变。

（4）终末期：呈昏迷状态往往因心肺功能衰竭而死亡。

3 急救流程

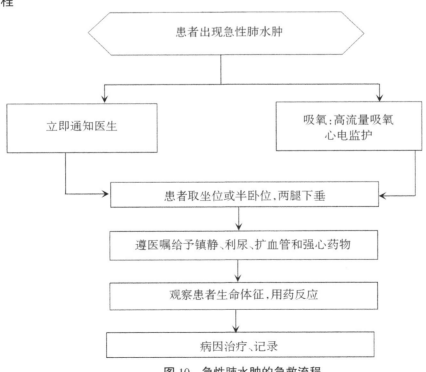

图 10　急性肺水肿的急救流程

4 护理常规

（1）体位：立即协助病人取端坐位或半卧位，两腿下垂，以减少静脉回流。

（2）氧疗：高流量给氧（6~8L/min），30%~50%乙醇湿化后吸入，乙醇能降低泡沫的表面张力使泡沫破裂，从而改善通气，也可使用有机硅消泡剂消除泡沫。

（3）快速建立静脉通道，遵医嘱正确使用药物，同时观察其疗效和不良反应

①镇静：皮下或肌肉注射吗啡 5~10mg 或哌替啶 50~100mg，使病人安静，扩张外周血管，减少回心血量，减轻呼吸困难。对老年人，神志不清，已有呼吸抑制，休克或合并肺部感染者禁用。

②利尿：静脉给予作用快而强的利尿剂如呋塞米 20~40mg 或依他尼酸钠 25~40mg 加入葡萄糖注射液内静脉注射，以减少血容量，减轻心脏负荷。应注意防止大量利尿时所伴发的低血钾症和低血容量，如有发生及时予以处理。

③血管扩张剂：静脉滴注硝普钠或酚妥拉明以降低肺循环压力，应注意勿引起低血压，有条件予以输液泵控制滴速和血压监护，根据血压调节输注速度。硝普钠应现配现用，避光滴注。

④强心药：适用于快心室率房颤或已知有心脏增大伴左室收缩功能不全者，可静脉注射快速作用的洋地黄类制剂，如毛花苷、毒毛旋花子苷 K 等。急性心肌梗死病人 24h 内不宜应用。

⑤氨茶碱：具有强心、利尿、平喘及降低肺动脉压的作用。一般静滴给药，必要时稀释后缓慢静推。因可出现低血压和心律失常，给药速度不能过快。

⑥糖皮质激素：氢化可的松 100~200mg 或地塞米松 10mg 加入葡萄糖内滴有助肺水肿的控制。

（4）原有疾病和诱发因素治疗：如有发作快速性心律失常，应迅速控制。

（5）病情监测：严密监测血压、呼吸、血氧饱和度、心率、心电图，检查血电解质、血气分析等，观察呼吸频率和深度、意识、精神状态、皮肤颜色及温度、肺部啰音的变化。

（6）心理护理：医护人员在抢救时必须保持镇静、操作熟练、忙而不乱，使病人产生信任与安全感，同时给予相应的人文关怀。

5 健康教育

（1）向患者及家属宣传有关疾病的防治与急救知识。

（2）鼓励患者积极治疗各种原发病，避免各种诱因。

（3）指导患者掌握劳逸结合的原则，保证足够的睡眠并避免任何精神刺激。

（4）指导患者饮食，少量多餐，忌烟酒。

（5）患者应遵医嘱按时服药，定期随访。

十四、慢性阻塞性肺疾病患者的急救护理常规

段 玲 周 芬

1 概念

当慢性支气管炎和(或)肺气肿病人,肺功能检查出气流受限并不能完全可逆时,即可诊断为慢性阻塞性肺病(COPD)。是一种以不完全可逆的气流受限为特征的肺部疾病。

COPD 急性加重期(AECOPD)指患者出现超越日常状况的持续恶化,并需改变 COPD 基础的常规用药。通常指在疾病过程中,患者短期内咳嗽,咳痰,气短和(或)喘息加重,痰量增多,呈脓性或粘脓性,可伴发热等炎症明显加重的表现。

2 临床表现

2.1 症状

慢性咳嗽:常晨间咳嗽明显,夜间有阵咳,通常为首发症状。

咳痰:白色泡沫黏液痰。

气短或呼吸困难:标志性症状,也是很多患者就医的原因。

喘息,胸闷。

其他:晚期则有体重下降,食欲减退等全身改变。

2.2 体征

早期仅有慢性支气管炎体征随疾病进展出现桶状胸,触觉语颤减弱或消失,叩诊呈过清音。慢性支气管炎病例可闻及干啰音或少量湿啰音,有喘息症状者可在小范围内出现轻度哮鸣音。

2.3 并发症

慢性呼吸衰竭、自发性气胸、慢性肺源性心脏病。

3 急救流程

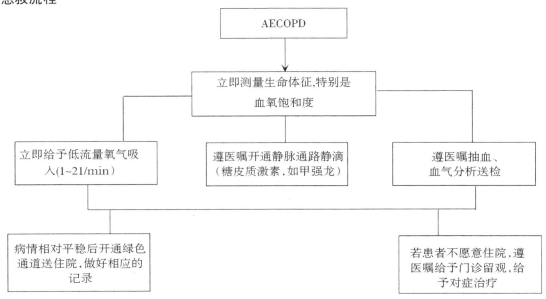

图 11　急重期慢性阻塞性肺病急救流程

4 护理措施

（1）吸氧：一般持续低流量吸氧，流量 1~2L/min，吸氧时间为每天 15h 以上。

（2）休息与活动：让病人了解充分休息有助于心肺功能的恢复。协助取舒适体位，以减少机体的耗氧量；鼓励进行呼吸功能锻炼，提高活动耐力。减少体力消耗：指导取既利于气体交换又省力的姿势；卧位时抬高床头，并略抬高床尾，使下肢关节轻度屈曲。

（3）病情观察：检测病人生命体征包括呼吸频率、节律、深度和呼吸困难的程度，观察缺氧和二氧化碳潴留的情况，也包括痰的颜色、性状、量，以及咳痰是否顺畅。

（4）保持气道通畅：及时清除呼吸道分泌物，保持气道通畅。

①指导有效咳嗽、咳痰。

②胸部叩击和胸部震荡。

③湿化和雾化疗法。

④机械吸痰。

（5）用药护理：遵医嘱使用糖皮质激素、抗生素、止喘药和祛痰药，并注意观察疗效及不良反应。

（6）呼吸功能锻炼：缩唇呼吸，腹式呼吸。

（7）饮食护理：向患者讲解饮食治疗的重要性，指导其低盐低脂饮食，进食高热量、高蛋白、高维生素、易消化的食物，少量多餐。指导病人保持口腔清洁舒适，增进食欲。

（8）心理护理：

①介绍疾病相关知识，介绍预后良好病例。

②护士应有高度的同情心和责任心，安慰和体贴患者，消除其紧张、恐惧的心理，认真讲解疾病可能出现的严重后果，使其充分认识疾病的严重性，配合治疗和护理。

③通过进行有针对性的心理护理，减轻病人的焦虑、恐惧、抑郁。

④鼓励家属多陪伴安慰病人。

5 健康教育

5.1 饮食指导

保证足够的热量和蛋白质，如瘦肉、牛奶、鸡蛋等，补充适量的水分。避免食用易引起便秘的食物，如油煎食物、干果、坚果等。避免食用易产气的食物，如豆类、马铃薯、胡萝卜、啤酒等。少量多餐，细嚼慢咽，进食后不产生饱胀感为宜。

5.2 用药指导

告知患者如何服药及用药注意事项和不良反应。遵医嘱合理用药，避免滥用药物。

5.3 健康指导

避免吸入刺激性气体，积极戒烟。坚持进行体育锻炼，如散步、太极拳、上下楼等，预防感冒。

5.4 长期家庭氧疗指导

用鼻导管吸氧，流量为 1~2L/min，每天吸氧 15h 以上，夜间睡眠时氧疗不可间歇。

5.5 呼吸功能锻炼

（1）缩唇呼吸法：可延缓吸气气流压力的下降，提高气道内压，防止小气道的过早闭合，使肺内残气更易于排出，有助于下一吸气进入更多新鲜的空气，增强肺泡换气，改善缺氧。

用鼻吸气，缩唇做吹口哨样缓慢呼气，在不感到费力的情况下，自动调节呼吸频率、呼吸深度和缩唇程度,以能使距离口唇 30cm 处与唇等高点水平的蜡烛火焰随气流倾斜又不致熄灭为宜。每天 3 次,每次 30min。

（2）腹式呼吸锻炼:通过呼吸肌锻炼,使浅快呼吸变为深慢有效呼吸,利用腹肌帮助膈肌运动,调整呼吸频率,呼气时间延长,以提高潮气容积,减少无效腔,增加肺泡通气量,改变气体分布,降低呼吸功耗,缓解气促症状。

患者取立位,体弱者也可取坐位或仰卧位,上身肌群放松做深呼吸。一手放于腹部,一手放于胸前,吸气时尽力挺腹,也可用手加压腹部,呼气时腹部内陷,尽量将气呼出,一般吸气 2s,呼气 4~6s。吸气与呼气时间比为 1:2 或 1:3。用鼻吸气,用口呼气要求缓呼深吸,不可用力,每分钟呼吸速度保持在 7~8 次左右,开始每日 2 次,每次 10~15min。

十五、支气管哮喘患者的急救护理常规

李　慧　赵　芳

支气管哮喘(Bronchial Asthma)简称哮喘,是由多种细胞(如嗜酸性粒细胞、肥大细胞、T淋巴细胞、中性粒细胞、气道上皮细胞等)和细胞组分参与的气道慢性炎症为特征的异质性疾病。这种慢性炎症与气道高反应性相关,通常出现广泛而多变的可逆性呼气气流受限,导致反复发作的喘息、气促、胸闷和(或)咳嗽等症状,强度随时间变化。多在夜间和(或)清晨发作、加剧,多数患者可自行缓解或经治疗缓解。支气管哮喘如诊治不及时, 随病程的延长可产生气道不可逆性缩窄和气道重塑。

1 临床表现

典型症状:表现为反复发作的喘息、气急、胸闷或咳嗽的症状;发作性伴有哮鸣音的呼气性呼吸困难或发作性咳嗽、胸闷。严重者被迫采取坐位或呈端坐呼吸,干咳或咳大量白色泡沫痰,甚至出现发绀等。

哮喘急性发作时的症状:

(1)轻度:步行或上楼时可感气短,呼吸频率轻度增加,可听到散在哮鸣音。

(2)中度:稍微活动即感气短,讲话常有中断,呼吸频率增加,可有三凹症(吸气时胸骨上窝、锁骨上窝、肋间隙出现明显凹陷)。

(3)重度:休息时感气短,端坐呼吸,大汗淋漓。常有三凹症,呼吸频率>30次/min,心率增快>120次/min。

2 哮喘的急救治疗

处理方法:

(1)脱离过敏原(此类患者是否发病,与环境因素有很大关系,远离宠物、花粉、草粉等)。

(2)吸氧,低流量持续给氧。

(3)成年人用氨茶碱0.25g,加25%的葡萄糖20mL稀释后以每分钟2~4mL的速度进行静脉注射;或用氨茶碱0.5g加5%的葡萄糖注射液250mL稀释后静脉滴注。

(4)解敏治疗。地塞米松10~20mg静脉注射,或用异丙嗪25mg,口服。儿童酌减。

药物治疗:

(1)长期抗感染治疗是基础的治疗,首选吸入激素。常用吸入药物有倍氯米松、布地奈德、氟替卡松、莫米松等,后两者生物活性更强,作用更持久。通常需规律吸入一周以上方能生效。

(2)应急缓解症状的首选药物是吸入β_2激动剂(沙丁胺醇、特布他林等)。β_2激动剂主要通过激动呼吸道的β_2受体,激活腺苷酸环化酶,使细胞内的环磷酸腺苷(cAMP)含量增加,游离Ca减少,从而松弛支气管平滑肌,是控制哮喘急性发作的首选药物。

（3）规律吸入激素后病情控制不理想者，宜加用吸入长效 β_2 激动剂，或缓释茶碱，或白三烯调节剂（联合用药）；亦可考虑增加吸入激素量。

3 主要护理问题

（1）气体交换受损。

（2）清理呼吸道无效。

（3）知识缺乏：缺乏正确使用定量雾化吸入器用药的相关知识。

4 护理措施

（1）环境护理：定时开窗通风，保持室内空气清新，维持适宜的室温和湿度。室内不摆放花草，不使用皮毛、羽绒或蚕织物等用品。

（2）氧疗护理：遵医嘱给予鼻导管或面罩吸氧，吸氧流量为 1~3L/min，吸入氧浓度不超过 40%，观察患者基本情况。

（3）用药护理：遵医嘱用药，观察药物的疗效及不良反应。使用 β_2 受体刺激动剂时注意有无心悸、低钾血症等不良反应；糖皮质激素药物宜在餐后服用，以减少对胃肠黏膜的刺激；正确吸入激素类药物，并在用药后立即用清水漱口。

5 健康教育

（1）家属应了解哮喘的基本知识，指导患者识别可能的过敏原和诱发因素，避免接触宠物、花粉；避免接触刺激性气体；避免强烈的精神刺激和剧烈运动；外出注意保暖，避免冷空气刺激，预防呼吸道感染。

（2）嘱患者宜少食多餐，应给予易消化、富含营养、高热量、高维生素饮食（瘦肉、面、米等），多摄入新鲜蔬菜和水果（梨子、青菜、萝卜等），多饮水。禁食可能诱发哮喘的食物，如（鱼、虾、奶及蛋类等），少饮浓茶、咖啡，限制晚餐摄入量，尤其是睡前避免进食。

（3）急性发作期间患者应卧床休息，协助患者选择舒适的半卧位或坐位，以减少疲劳，应注意防止受凉、感冒，加重病情；哮喘缓解后，嘱患者继续卧床休息一段时间，恢复体力，防止呼吸道感染。

（4）哮喘非急性发作期患者应根据情况适当进行体育锻炼，提高免疫力，增强体质。

（5）患者应识别哮喘发作的先兆表现，如鼻痒、喷嚏、流涕、眼痒等。

十六、急性心力衰竭患者的急救护理常规

朱秀美　高庆华

1 概念

　　急性心力衰竭是指心衰的症状和体征急性发作或急性加重的一种临床综合征。可表现为心脏急性病变导致的新发心衰或慢性心衰急性失代偿。临床上以急性左心衰竭较为常见,多表现为急性肺水肿或心源性休克,是严重的急危重症。

2 临床表现

2.1 临床分类

　　(1)急性左心衰竭急性发作或加重的心肌收缩力明显降低、心脏负荷加重,造成急性心排血量骤降、肺循环压力突然升高、周围循环阻力增加,出现急性肺淤血、肺水肿并可伴组织器官灌注不足和心源性休克的临床综合征。包括慢性心衰急性失代偿、急性冠脉综合征、高血压急症、急性心瓣膜功能障碍、急性重症心肌炎、围生期心肌病和严重心律失常。

　　(2)急性右心衰竭右心室心肌收缩力急剧下降或右心室的前后负荷突然加重,引起右心排血量急剧减低的临床综合征,常由右心室梗死、急性大面积肺栓塞、右心瓣膜病所致。

2.2 严重程度分类

　　Killip 分级适用于评价急性心肌梗死时心力衰竭的严重程度。

　　Ⅰ级:无心力衰竭的临床症状与体征。

　　Ⅱ级:有心力衰竭的临床症状与体征。肺部 50% 以下肺野湿性啰音,心脏第三心音奔马律。

　　Ⅲ级:严重的心力衰竭临床症状与体征。严重肺水肿,肺部 50% 以上肺野湿性啰音。

　　Ⅳ级:心源性休克。

2.3 临床表现

　　(1)突发严重呼吸困难,呼吸频率常达 30~50 次/min,强迫坐位、面色灰白、发绀、大汗、烦躁,同时频繁咳嗽,咳粉红色泡沫状痰。

　　(2)极重者可因脑缺氧而致神志模糊。发病开始可有一过性血压升高,病情如未缓解,血压可持续下降直至休克。

　　(3)心源性休克主要表现:持续性低血压,收缩压降至 90mmHg 以下持续 30min 以上,PCWP $\geqslant$ 8mmHg,CI $\leqslant$ 2.2L/min·m^2,伴组织低灌注状态,如皮肤湿冷、苍白和发绀,尿量显著减少,意识障碍,代谢性酸中毒。

3 急救流程

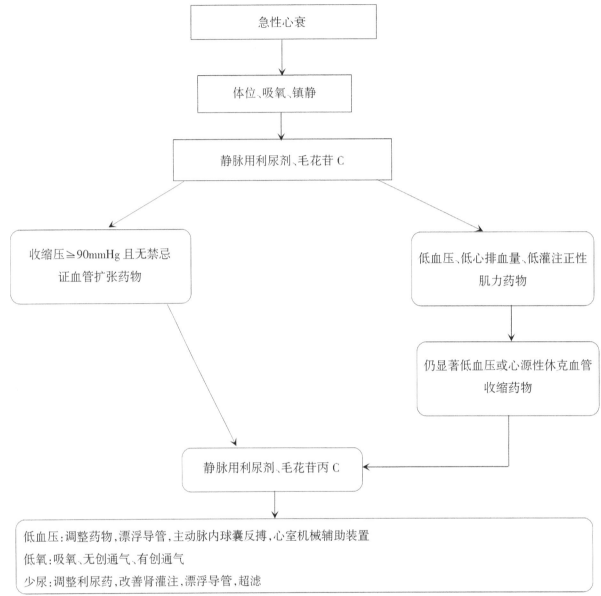

图 12　急性心力衰竭急救流程

4 抢救配合与护理

4.1 体位

立即协助病人取坐位,双腿下垂,以减少回心血量,减轻心脏负荷。病人常烦躁不安,需注意安全,谨防跌倒受伤。

4.2 氧疗

适用于低氧血症的病人,保持有效的气道开放,立即给予高流(6~8L/min)鼻导管吸氧,通过氧疗将血氧饱和度维持在 95%,根据血气分析结果调整氧流量,面罩吸氧适用于伴呼吸性碱中毒的患者。病情严重者,协助医生行气管插管,呼吸机辅助呼吸。

4.3 迅速开通两组静脉通路,遵医嘱正确使用药物,观察疗效与不良反应

①吗啡:镇静、减少躁动、同时扩张小血管而减轻心脏负荷,观察患者有无呼吸抑制或心动过

缓、血压下降等不良反应。呼吸衰竭、昏迷、严重休克者禁用。

②利尿剂:呋塞米静推,迅速利尿、有效降低心脏前负荷。观察患者 30min 内是否有尿,注意有无尿潴留。注意水电解质、酸碱平衡情况。

③血管扩张剂:可选用硝普钠、硝酸甘油静滴,严格遵医嘱监测血压,用输液泵控制滴速,根据血压调节剂量,维持收缩压 90~100mmHg。

④氨茶碱:解除支气管痉挛,一定的正性肌力和利尿作用,适用于伴支气管痉挛的病人。

⑤正性肌力药物:

a.洋地黄制剂:尤其适用于快速心房颤动或已知有心脏增大伴左心室收缩功能不全的患者。缓慢静推、注意观察心率。

b.非洋地黄类:多巴胺、多巴酚丁胺、米力农等,适合低心排出量综合征,可缓解组织灌注所致的症状,保证重要脏器血液供应。

4.4 留置尿管

观察尿量,记录出入量。

4.5 密切观察病情变化

(1)严密监测患者脉搏、呼吸、血压、心率、血氧饱和度。

(2)观察患者意识,精神状态,皮肤颜色、温度及出汗情况。

(3)记录出入量,每天摄入液体量一般宜在 1500mL 以内,保持每天出入量负平衡约 500mL,严重肺水肿者水负平衡 1000~2000mL/d,甚至可达 3000~5000mL/d,以减少水钠潴留,缓解症状。在负平衡下注意低血容量、低血钾、低血钠等。

(4)观察病人的咳嗽情况,痰液性质和量,协助病人咳嗽排痰。控制输液滴速,一般 20~30 滴/min。

4.6 心理护理

5 健康宣教

(1)注意避免心衰的诱发因素,如气候变化要及时加衣,预防感冒。

(2)以乐观的心态对待生活,情绪稳定,不要过于激动。

(3)控制活动强度,以不出现心悸、气急为原则。

(4)服用洋地黄类药物时,应学会自测脉搏,若脉率增快,节律改变并出现厌食,应警惕洋地黄毒性反应,及时就医。

十七、心肺复苏术后患者的急救护理常规

何　佳　焦鹤仙

1 定义

心肺复苏(CPR)是针对心搏、呼吸骤停所采取一系列及时、有序的抢救措施。即用按压心脏的方法形成暂时的人工循环并恢复心脏自主搏动及血液循环,用人工呼吸代替自主呼吸并恢复自主呼吸,达到恢复、苏醒及抢救生命的目的。

2 观察要点

(1)监测生命体征、血氧饱和度,密切观察心率、心律变化。遵医嘱及时准确给予抗心律失常药物,备好除颤仪,以防心室颤动、心搏骤停再度发生。

(2)保持气道通畅,必要时协助医生行人工气道的建立,清醒患者则给予氧气吸入,密切观察呼吸频率及深浅的变化。

(4)注意观察瞳孔变化及各种反射。

(5)记录24h出入量,观察记录每小时尿量、颜色、性状等。遵医嘱给予留置导尿。尿量20mL/h,可能是早期肾衰竭,应严格控制水摄入量。

(6)遵医嘱使用中枢兴奋药、血管活性药物,以保护心、脑、肾重要脏器功能,并观察用药后的效果。

(7)观察患者及家属心理焦虑情况。

(8)观察患者是否出现肋骨骨折、损伤性血胸、气胸、心脏创伤、肝脏、脾脏等胸腔脏器损伤并发症。

3 护理措施

(1)积极治疗原发病,以便维持有效血液循环。应用血管舒张药,以改善微循环,增加内脏灌注,减轻心脏的负担。

(2)心跳恢复后,应做好气道及呼吸的管理,及早纠正缺氧,备好抢救仪器设备、抢救药品,以防止病情变化。

(3)有效翻身拍背吸痰,做好气道湿化,必要时雾化吸入。

(4)降温:在开始抢救时,应及早降温,最好用冰袋或冰帽做头部选择性降温,使体温降至30~33℃,头部温度降至28℃,以保护脑细胞。

(5)人工冬眠药物亦可降温,并使小动脉括约肌松弛,降低末梢阻力,增加内脏血液循环。常用的冬眠药有:氯丙嗪50mg、异丙嗪50mg、哌替啶100mg。

(6)脱水法20%甘露醇(或25%山梨醇)250mL,或50%葡萄糖注射液100mL快速静脉滴注,肌内或静脉注射呋塞米等脱水剂,以消除脑水肿。

(7)控制抽搐:脑缺氧将引起功能障碍,出现昏迷、抽搐;而抽搐可增加身体耗氧,增加缺氧,加

重心、脑的功能障碍,应积极控制。静脉或肌内注射地西泮 5~10mg 或苯巴比妥钠 0.1~0.2g 可控制抽搐,但须注意避免呼吸抑制。

(8)大剂量皮质激素抑制血管内凝血、降低毛细血管通透性、维持血脑屏障完整、减轻脑水肿。常用地塞米松,首次剂量 1mg/kg,维持量 0.2mg/kg/h。

(9)健康教育:

①向患者及其家属宣教疾病的主要病因,诱发因素及预防。

②定期进行健康体检,按时服药,监测血压,定期复查肝功能、血脂、血糖等。

③规律生活,保持良好的情绪,避免情绪激动及精神过度紧张。

④适当安排生活及工作,以不感到疲劳为宜,保证充足睡眠。

⑤给予低盐、低脂饮食,忌烟限酒,避免食用辛辣刺激性食物。

⑤及时观察患者家属心理变化,要关心、安慰家属。

⑥急救知识和基本抢救技术的教育。

参考文献

[1] 刘颖,陈建荣,张鹏.急诊分诊现状与展望[J].护理学杂志,2015,30(6):110–112.

[2] 赵源源,王玉清,王俊艳.三级甲等医院急诊分诊护士预检分诊决策能力现状及相关因素研究[J].护理管理杂志,2017,17(11):793–796.

[3] 徐铭,宋瑰琦,穆燕.门诊采血岗护理动态人力资源管理模式实践[J].护理学杂志,2019,34(16):56–59.

[4] 朱瑞凯,吕立文.成人体外心肺复苏的建立与管理[J].中国急救医学,2021,41(7):596—599.

[5] 周立,席殊华危.重症急救护理程序(第4版)[M].人民军医出版社,2011.

[6] 张波,桂莉.急危重症护理学(第4版)[M].北京:人民卫生出版社,2018.

[7] 陈玉清 舒适.护理在上消化道出血护理中的应用效果[J].世界最新医学信息文摘,2019,19,(69):328–329.

[8] 王亚鹏,王运斗,赵欣.2016年典型危化品事故统计分析与防控对策建议[J].职业卫生与应急救援,2017:35.

[9] 王玉花,陈洁.健康教育在支气管哮喘患者护理中的应用效果评价[J].中国健康教育,2015.

[10] 彭春兰.支气管哮喘患者护理体会[J].中国社区医师(医学生专).2012.

[11] 陈虹,张余柳.支气管哮喘患者护理干预效果及预后评价研究[J].职业与健康,2013.

[12] 王春兰.Orem自理理论在支气管哮喘病人护理中的应用[J].家庭护士(上旬刊)2008.

[13] 斯俏俏.支气管哮喘患者护理体会[J].世界最新医学信息文摘,2015.

[14] 孟庆义.急诊护理学(第4版)[M].北京:人民卫生出版社,2009.

[15] 冯玉荣,宋葆云.临床护理技术操作规范[M].郑州:河南科学技术出版社,2009.

[16] 张春舫,任景坤.护士岗位技能训练50项考评指导[M].人民军医出版社,2011.

[17] 秦静,李巧玲,贺今.社区卫生服务机构30例中暑临床分析[J].中国实用医药,2016,11(10):268–269.

[18] 陈青.中暑患者的院前护理[J].实用医技杂志,2017(27):3801–3802.

[19] 徐炳超,陈梅青,沙世贤.成批高温中暑患者的急救护理[J].中国实用医药,2017,12(20):182–183.

[20] 傅忠义,许正文,林鸿生.夏季高温下体能考核中暑30例救治措施与体会[J].军事体育学报,2017,36(1):45–47.

[21] 张燕华.中暑16例救护分析[J].岭南急诊医学杂志,16(4):329–330.

[22] 曹钰,李东泽.2017年美国心脏协会心肺复苏与心血管急救指南更新解读:成人基础生命支持和心肺复苏质量[J].华西医学,2017(11):50–52.

[23] 张波,桂莉.急危重症护理学(第4版)[M].北京:人民卫生出版社,2018.

[24] 秦静,李巧玲,贺今.社区卫生服务机构30例中暑临床分析[J].中国实用医药,2016,11(10):268–269.

[25] 陈青.中暑患者的院前护理[J].实用医技杂志,2017(27):3801–3802.

[26] 徐炳超,陈梅青,沙世贤.成批高温中暑患者的急救护理[J].中国实用医药,2017,12(20):182–183.

[27] 傅忠义,许正文,林鸿生.夏季高温下体能考核中暑30例救治措施与体会[J].军事体育学报,2017,36（1）:45-47.

[28] 张燕华.中暑16例救护分析[J].岭南急诊医学杂志,2211,16(4):329-330.

[29] 董昉,杨怡,梁悦.胰岛素过量致低血糖脑损伤神经病理性研究进展,法医学杂志,2020,36（1）:106-110.

[30] 孟庆义.急诊护理学[M].北京:人民卫生出版社,2009.

[31] 冯玉荣,宋葆云.临床护理技术操作规范[J].郑州:河南科学技术出版社,2009.

[32] 张春舫,任景坤.护士岗位技能训练50项:考评指导[M].北京:人民军医出版社,2011.

[33] 尤黎明,吴瑛.内科护理学(第4版)[M].北京:人民卫生出版社,2017 .

[34] 葛均波,徐永健,王辰内.科学(第9版)[M].北京:人民卫生出版社,2018:930-931.

[35] 林果为,王吉耀,葛均波.实用内科学(第15版)[M].北京:人民卫生出版社,2017;822-824.

[36] 刘瑛琪,钱方毅,李宗浩.2005年美国心脏学会(AHA)心肺复苏与心血管急救指南解读（十七）[J].中国急救复苏与灾害医学杂志,2008,3(2):92-93.

[37] 郭爱敏.周兰妹.成人护理学(第2版)[M].北京:人民卫生出版社,2012:8.

[38] 罗先武2020全国护理学(中级)考试轻松过[M].北京:人民卫生出版社,2019.

[39] 张连阳,白祥军,张茂.中国创伤救治培训[M].北京:人民卫生出版社,2020.

[40] 张波,桂莉.急危重症护理学[M].北京:人民卫生出版社,2019.

[41] 芦良花,张红梅,藏舒婷.实用急诊急救护理手册[M].河南:河南科学技术出版社,2020.

[42] 贾建萍,么冰,任肖晶.高血压危象急性期的护理体会[J].中西医生合心血管病电子杂志,2019(10).

[43] 急诊高血压诊疗专家共识(2017版)[J].中国急救医学.2018(38).

[44]赵伟波,苏勇.实用急诊科护理手册[M].北京:X学工业出版社·2019(11).

[45]金静芬,刘颖青.急诊专科护理[M].北京:人民卫生出版社,2018(11).